U0786426

高等院校医学实验教学系列教材

医学细胞生物学与遗传学实验指导

第 4 版

主　编　李　莉　张新旺

副主编　师如意　张　娟　王晓晖　宋少娟　张　萌

编　者（按姓名汉语拼音排序）

白丽娜　山西医科大学
郝建卿　山西医科大学
刘　岚　西南医科大学
刘建兵　山西医科大学
师如意　山西医科大学
宋少娟　长治医学院
王晓晖　山西医科大学
徐本锦　山西医药学院
张　娟　山西医科大学
张新旺　山西医科大学
崔小华　山西医科大学
李　莉　山西医科大学
刘　铭　山西医科大学
罗　兰　昆明医科大学
宋国华　山西医科大学
王　朴　长治医学院
吴　昊　山西医科大学
殷丽天　山西医科大学
张　萌　首都医科大学附属北京妇产医院（北京妇幼保健院）

科 学 出 版 社

北　京

内 容 简 介

《医学细胞生物学与遗传学实验指导》（第 4 版）分为医学细胞生物学实验和医学遗传学实验两大部分，为了方便读者查找和使用，本版将实验项目进行了分类罗列，共计 16 类 36 个实验项目，增加了细胞核与线粒体的分级分离技术、核仁组织区和近端着丝粒染色体的硝酸银染色、从全血中提取基因组 DNA 和总 RNA、人类染色体 R 显带技术及 R 显带核型分析等，并对原有的细胞培养技术部分进行了完善与细化。考虑到实际应用的需求，特别加入了遗传咨询实验项目。附录中保留了试剂浓度的表示方法及其计算、实验常用溶液的配制、动物实验常用操作技术，以及实验中的部分彩色图片等，力图帮助学生更加直观地认识和理解实验的内容。

本实验指导不仅适用于高等医药院校本科生的细胞生物学、医学遗传学以及医学生物学的实验课教学，同时也适用于综合性大学相关课程的实验教学，并为教学和科研人员提供宝贵参考。

图书在版编目（CIP）数据

医学细胞生物学与遗传学实验指导 / 李莉，张新旺主编. -- 4 版. -- 北京 : 科学出版社，2025. 7. --（高等院校医学实验教学系列教材）. -- ISBN 978-7-03-082245-1

Ⅰ. R329. 2-33；R394-33

中国国家版本馆 CIP 数据核字第 2025AC9668 号

责任编辑：王　颖/责任校对：宁辉彩
责任印制：张　伟/封面设计：陈　敬

科学出版社 出版
北京东黄城根北街 16 号
邮政编码：100717
http://www.sciencep.com
天津市新科印刷有限公司印刷
科学出版社发行　各地新华书店经销
*
2005 年 7 月第　一　版　开本：787×1092　1/16
2025 年 7 月第　四　版　印张：7 1/2　插页：4
2025 年 7 月第十九次印刷　字数：222 000

定价：39.80 元

（如有印装质量问题，我社负责调换）

第 4 版前言

《医学细胞生物学与遗传学实验指导》（第 3 版）自出版发行以来，凭借其丰富的内容、详尽实用的指导和前沿的学术视角，深受广大师生的喜爱与赞誉，在此，我们向所有读者表达最真挚的感谢，是你们的关注与支持，让我们有动力不断前行。

时光荏苒，自第 3 版出版至今已逾十年。在这十年间，细胞生物学与遗传学领域迎来了前所未有的技术革新和学术突破。基因编辑技术的不断完善、核苷酸碱基修饰的深入研究以及细胞自噬与衰老机制的探索等，都是这一学科蓬勃发展的生动体现。为了紧跟这一领域的最新动态，满足广大读者对新知识、新技术的渴求，我们对实验指导进行了再编。新版教材在继承前版的基础上，融入了最新的科研成果和技术进展，力求为读者提供更加全面、深入、实用的实验指导。

本次再编，汇聚了多所医学院校一线教师及专家，广泛吸纳师生建议，精心酝酿，遵循“三基五性”原则，强化基础训练，融入前沿技术，旨在满足国内医药院校本科实验教学，提升实验教学质量。

本书分为医学细胞生物学实验和医学遗传学实验两大部分，为了方便读者查找和使用，本版将实验项目进行了分类罗列，共计 16 类 36 个实验项目，增加了细胞核与线粒体的分级分离技术、核仁组织区和近端着丝粒染色体的硝酸银染色、从全血中提取基因组 DNA 和总 RNA、人类染色体 R 显带技术及 R 显带核型分析等，并对原有的细胞培养技术部分进行了完善与细化。考虑到实际应用的需求，特别加入了遗传咨询实验项目。附录中保留了试剂浓度的表示方法及其计算、实验常用溶液的配制、动物实验常用操作技术，以及实验中的部分彩色图片等，力图帮助学生更加直观地认识和理解实验的内容。本实验指导不仅适用于高等医药院校本科生的细胞生物学、医学遗传学以及医学生物学的实验课教学，同时也适用于综合性大学相关课程的实验教学，并为教学和科研人员提供宝贵参考。

在编写过程中，本书前 3 版主编杨建一教授提供了宝贵意见，同时我们广泛参阅了国内外同行的相关著作和教材，受益匪浅。在此，谨向这些书籍的主编和编者们表示最诚挚的谢意，感谢他们为我们提供了宝贵的资料和灵感。

衷心感谢科学出版社对本书再次出版的支持、信任和指导，感谢各位编委展现出的强烈责任心、严谨认真的态度和辛勤付出。你们的努力让本书得以更加完善，为广大读者提供了更高质量的学术资源。

鉴于我们的能力和经验尚有不足，书中可能存在疏漏，我们诚挚地期待读者在使用或阅读本书后，能继续指正和提出宝贵的建议，帮助我们不断完善和提高。

李　莉

2024 年 5 月

第 1 版前言

医学细胞生物学和医学遗传学均是生命科学的重要基础学科，近二十年来，这两个学科发展迅速，其研究成果已广泛应用于基础医学和临床医学，是现代医学教育中的重要课程，掌握这两门学科的实验研究方法对于从事基础医学和临床医学工作是十分必要的。

医学细胞生物学与遗传学实验既与课堂讲授的理论部分有关，同时又有本身特殊的目的与任务。第一，实验是科学理论的实践，通过实验可以巩固和加深对这两门课程知识和理论的理解，同时又可获得感性认识。第二，通过实验，使学生接受基本实验技能的训练，如显微镜的使用，临时显微标本片的制备，生物作图等。第三，通过实验，培养学生实事求是的科学态度和独立自学的工作能力，从而可以掌握观察问题和分析解决问题的方法，为医学的后续课程打下坚实的基础。

基于目前国内大部分院校已分别开设细胞生物学和医学遗传学两门课程，本实验指导主要针对五年制本科生这两门课的实验教学而编写。其中部分实验适用于七年制学生和研究生教学。实验内容既能适应医学生物学实验教学的需要，也能满足细胞生物学和医学遗传学分设的实验教学要求，即具有广泛的适用性。由于各院校的这两门课程实验学时多少有差异，在使用过程中可根据本校的实际情况作适当选择和调整。

实验指导由两部分组成，前一部分为医学细胞生物学实验，后一部分为医学遗传学实验。且尽量与实际实验学时数相符。需要说明的是，每一节的内容安排是基于内容的相关性，并不完全代表是一次实验课的内容。

本实验指导共编入实验 24 个，对每个实验项目的实验原理，技术方法及注意事项等有充分的阐述，并有可选择的作业、思考题，有助于培养学生的独立思考能力。附录中列入了实验所用溶液的配制、动物基本操作、细胞培养基本知识以及专业英语词汇，并特别收录了一些相关专业网站，以弥补实验课时的不足，开阔同学们的视野，提高独立学习的积极性。

各位编者本着对学生负责的态度，认真、细致地编写每一个实验内容，付出了辛勤的劳动。我们期待着同学们在按照这本实验指导完成实验后的可喜收获，也希望使用过这本书的老师们和同学们提出宝贵的修改意见，同时也准备在教学实践中不断补充和完善指导的内容，以适应教学改革的需要。

本书在编写过程中参考了有关实验指导和教材的内容，在此谨向这些书的主编和作者们表示深深的谢意。科学出版社的同志们为本书的顺利出版作了积极的努力与大量的工作，在此表示由衷的谢意。

杨建一

2005 年 3 月

目　录

实验室规则……1
一、实验程序与要求……1
二、实验规则与注意事项……1
第一部分　医学细胞生物学实验……2
实验一　光学显微镜技术……2
一、普通光学显微镜的结构和使用方法……2
二、细胞显微测量技术……6
三、细胞计数和细胞活力鉴定……8
实验二　动植物细胞的基本形态与结构……10
实验三　细胞内细胞器和细胞骨架的显示……13
一、细胞内几种细胞器的显示……13
二、细胞骨架系统的显示与观察……15
实验四　细胞核与线粒体的分级分离……16
实验五　细胞内几种化学成分的原位显示……18
一、细胞内核酸的原位显示……18
二、细胞内蛋白质的原位显示……21
三、细胞内脂类的原位显示……22
四、细胞内糖类的原位显示……22
实验六　细胞的分裂活动……23
一、无丝分裂与有丝分裂活动标本观察……24
二、动物细胞的减数分裂活动标本观察……27
实验七　细胞培养技术……29
实验八　细胞检测技术……32
一、细胞融合实验技术……32
二、染色体超前凝聚的诱导和观察……34
三、细胞凋亡检测技术……36
四、流式细胞术检测细胞周期……43
第二部分　医学遗传学实验……46
实验一　人类性染色质标本的制作与观察……46
实验二　人和小鼠染色体标本制作技术……48
一、人类外周血淋巴细胞培养及染色体标本制备……48
二、小鼠骨髓细胞染色体标本制备……51
三、人和小鼠的非显带染色体镜下观察……53
四、人类染色体G显带技术及G显带核型分析……56
五、人类染色体R显带技术及R显带核型分析……61
六、人类高分辨显带染色体标本的制备……63
七、人羊水细胞培养及染色体标本的制备与观察……65

八、人类姐妹染色单体交换标本制备与分析 …… 67
实验三　人类一些正常性状的遗传分析 …… 69
一、苯硫脲尝味实验 …… 69
二、ABO 血型检测 …… 70
三、MN 血型检测 …… 72
四、人类皮肤纹理分析 …… 73
附 1　中国汉族肤纹参数正常值 …… 79
附 2　几种常见遗传病的肤纹特征 …… 80
实验四　小鼠骨髓嗜多染红细胞微核测定 …… 80
实验五　核仁组织区及近端着丝粒染色体硝酸银染色 …… 82
实验六　细胞内 DNA 和 RNA 的提取 …… 84
实验七　遗传咨询 …… 86
实验八　人类遗传病系谱分析与讨论 …… 89
主要参考书目 …… 92
附录 …… 93
附录一　试剂浓度的表示方法及其计算 …… 93
附录二　实验常用溶液的配制 …… 95
附录三　动物实验常用操作技术 …… 99
彩图

实验室规则

一、实验程序与要求

1. 课前预习 要求学生在课前认真预习实验指导以及教材中的有关章节，在进入实验室前，必须对该实验的目的要求、实验内容、基本原理和操作方法有一定的了解。

2. 按时入座 上实验课时必须携带实验指导和完成实验报告的文具，穿好白衣进入实验室，按指定座位入座。

3. 观看录像 每个实验之前，一般是先看录像，以便对实验内容概括了解。

4. 教师讲解 教师对实验内容的安排及注意事项等进行短时间的讲解。

5. 独立操作和观察 实验一般是独立操作，部分实验以2～3人为小组进行。在实验中要按实验指导认真操作，仔细观察，做好记录。有关基本技能的训练，严格按照规定的操作程序进行，反复练习，切实掌握，以期达到一定的熟练程度。要求学生观察和操作时认真细心，自觉养成一丝不苟的科学作风，力求做到严肃、严格、严密。

6. 教师示教 有些实验除学生独立操作的项目外，尚有教师示教。示教的目的和作用有两点：一是对较难观察的但属基本要求掌握的内容，学生可先看示教，获得初步认识后再独立操作与观察；二是在保证实验内容的同时，扩大在实验课有限时间内获得更多感性认识的机会。

7. 作业与实验报告 实验结束后，根据自己的观察、记录和结果，实事求是地撰写实验报告或认真完成作业，不得抄袭教材或其他同学的报告。实验报告或作业应在实验室完成，于本实验结束后上交老师。实验报告的形式可因实验内容而不同，基本包括文字报告、公式计算、绘图和列表等。每次报告经老师批阅后，记录下成绩，下次实验时发给学生。

二、实验规则与注意事项

（1）每位学生必须严格遵守实验室规则，上实验课时不得迟到、早退或无故缺席；有病或有事时，须向任课老师请假。

（2）实验前须携带实验指导、实验报告纸、绘图工具（2H或3H铅笔、橡皮、直尺等）。

（3）使用光学显微镜观察的实验，必须携带显微镜借用卡片，提前向显微镜室借取显微镜。

（4）实验前，必须认真检查所用仪器、药品、试剂、标本片等是否完好、齐备，如有缺损向老师报告，自己不得随意调换标本、仪器等。

（5）培养良好的社会公德，爱护国家财产，严格遵守操作规程，爱惜仪器设备和标本材料，节约药品和水电。如有损坏标本、仪器等应立即报告，主动登记并说明情况。

（6）进入实验室后不得大声嬉笑或随意走动，有问题时举手提问；不得在室内吸烟、吐痰、吃零食、乱扔纸屑和其他杂物；不得将与实验无关的物品带入实验室；不得将实验室物品带出实验室；不准在实验台和仪器上乱涂乱画，应维护室内的公共卫生。

（7）在实验过程中，仪器设备发生故障或损坏时，应切断电源，并立即报告任课老师，及时处理。

（8）实验中使用易燃、易爆、有毒试剂或传染性强的物质时，应严格遵守操作规则，注意自我保护，如发生意外，应立即报告任课老师。

（9）实验结束后，将仪器设备物归原处，实验用具洗净晾干，标本放归原处。动物尸体及实验用的废物按要求放于指定地点，清理所用过的实验台面。值日生负责清扫室内卫生，关好水、电开关和窗户，保证安全。经任课老师检查后，方可离开实验室。

第一部分　医学细胞生物学实验

实验一　光学显微镜技术

一、普通光学显微镜的结构和使用方法

【实验目的】

（1）熟悉光学显微镜各部分的结构、用途以及维护方法。

（2）初步掌握显微镜的低倍镜、高倍镜和油镜的使用方法。

【实验原理】

光学显微镜（light microscope），简称光镜，是利用光学原理，把微小物体放大成像，以供人们获取微细结构信息的光学仪器，是医学实验常用的仪器之一（图 1-1-1）。

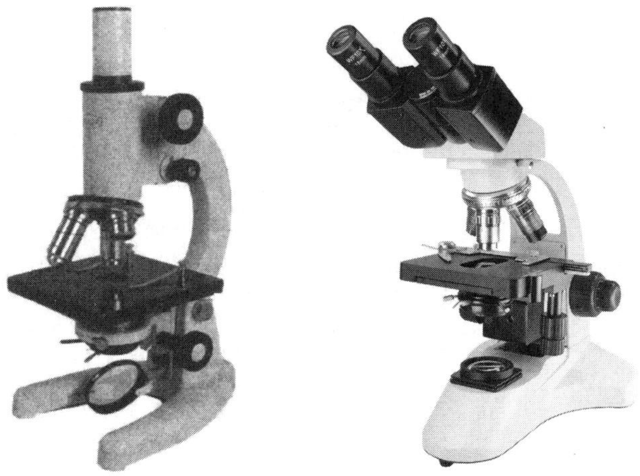

单筒倾斜式　　双筒倾斜式

图 1-1-1　两种普通光学显微镜

光学显微镜的成像原理：显微镜物镜的焦距（focal length）很短，被观察标本处在物镜一倍焦距和二倍焦距之间，此时在镜筒中成放大的实像。同时，目镜的焦距较长，这个实像便落在目镜的一倍焦距之内，经过目镜的再次放大，镜筒外靠近眼睛的地方便形成了经过放大的物体的虚像（virtual image），在人眼的明视距离（约 250mm）处形成一个虚像，所以，人眼通过显微镜所观察到的像实际上是被放大了的虚像。

【实验材料、器材与试剂】

1. 材料　蛙血涂片。

2. 器材　光学显微镜、擦镜纸、白细布。

3. 试剂　香柏油、香柏油清洗液。

【实验内容与步骤】

1. 光学显微镜的构造　光学显微镜分为机械装置和光学系统两部分（图 1-1-2），目前常用的是双筒显微镜，以下用双筒显微镜加以说明。

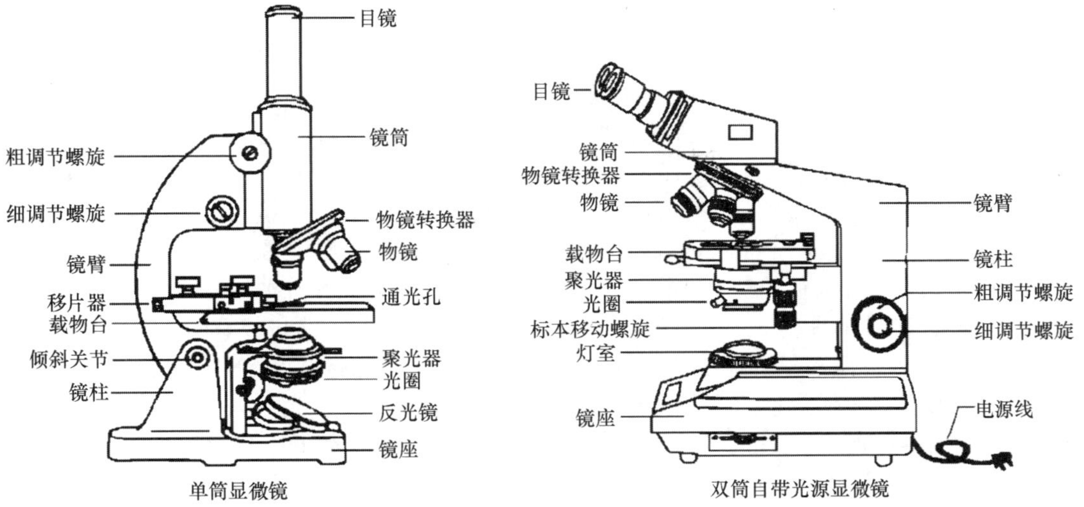

图 1-1-2　普通光学显微镜结构示意图

（1）机械装置：包括镜座、镜臂、调焦螺旋、镜筒、物镜转换器和载物台等。

1）镜座（base）：位于显微镜的最底部，是整个显微镜的基座，用于支撑和稳定镜体。双筒显微镜在镜座内装有照明光源、开关、电压调节器等结构。

2）镜臂（arm）：连接镜座和镜筒，是支持镜筒和载物台的结构，在搬取显微镜时用手握持镜臂。

3）调焦螺旋（focusing adjustment）：是调节焦距的装置，一般位于镜臂的下端两侧，粗调节螺旋和细调节螺旋重合在一起，靠近镜臂的为粗调节螺旋，外侧的为细调节螺旋。转动粗调节螺旋可使载物台以较大幅度上升或下降，适用于在低倍镜下寻找和观察物像时调焦。转动细调节螺旋可使载物台以较小幅度升降，适用于在高倍镜和油镜下观察物像时精细调焦，也适用于观察标本玻片的不同层次以及深度的结构。

4）镜筒（microscope tube）：位于镜臂前方的圆筒状结构，其上端装有目镜，下端与物镜转换器相连。双筒式显微镜，均为倾斜式，其目镜与物镜的中心线成 45°角。在镜筒中装有使光线转折 45° 的棱镜（prism）。

5）物镜转换器（revolving nosepiece）：是安装在镜筒下方的一个可旋转的圆盘状结构，其上装有 3～4 个不同放大倍数的物镜。转动物镜转换器可使不同的物镜到达工作位置，当物镜进入光路时，可以听到一声微弱的“咔嗒”声，这时就可以开始观察标本了。

6）载物台（stage）：是位于物镜转换器下方的平台，用于放置玻片标本。载物台的中央有通光孔，来自下方的光线可通过通光孔到达玻片标本上。载物台上装有标本推进器，弧形的弹簧夹用于固定标本玻片。载物台左下方有标本推进器螺旋，转动上下两个螺旋可使玻片标本前后左右移动，以便找到要观察的物像。

在标本推进器上附有纵、横游标尺（vernier scale），用以确定标本在视野中的方位。游标尺由主标尺（图 1-1-3A）和副标尺（图 1-1-3B）组成，副标尺的分度为主标尺的 9/10。使用时，首先看副标尺的 0 点位置，再看主、副标尺的一致点，副标尺的 0 点在主标尺的 26 与 27 之间，副标尺的 4 与主标尺的 30 重合，那么该标尺所表示的数值应为 26.4。

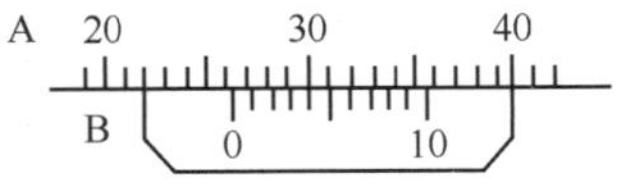

图 1-1-3　游标尺的用法

（2）光学系统：包括目镜、物镜、聚光器、可变光阑和滤光片等。

1）目镜（ocular）：安装在镜筒的上端，其上标有放大倍数，如“10×”、“15×”（× 表示放大倍数），最常使用的是“10×”目镜。目镜中常装有一小段金属丝作为指示针，用以指示视野中所要观察的物像。

2）物镜（objective）：安装在物镜转换器上，分为低倍镜、高倍镜和油镜（又称为油浸镜）三种。物镜的主要参数包括：放大倍数、数值孔径和工作距离。放大倍数是指眼睛看到像的大小与对应标本大小的比值。它指的是长度的比值而不是面积的比值。例如，放大倍数为40×，指的是长度是1μm的标本，放大后像的长度是40μm。常用物镜的放大倍数有“4×”、“10×”、“40×”和“100×”4种。“4×”、“10×”物镜为低倍镜（low power lens），“40×”物镜为高倍镜（high power lens），“100×”物镜为油镜（oil immersion lens），油镜镜头上标有“油”或“oil”字样。数值孔径也叫镜口率（numerical aperture，NA），是物镜和聚光器的主要参数，与显微镜的分辨力成正比。干燥物镜的数值孔径为0.05～0.95，油镜（介质为香柏油）的数值孔径为1.25。在使用油镜时，需要用香柏油作为介质（medium），这是因为香柏油与玻璃的折射率（refractive index）相近，在玻片标本和油镜之间滴加香柏油，可减少光线的折射，增加视野亮度，提高分辨能力。工作距离是指当所观察的标本表现出最清楚时，物镜的最下端到标本盖玻片上表面的距离。物镜的工作距离与物镜的焦距有关，物镜的焦距越长，放大倍数越低，其工作距离越长。例如，10倍物镜上标有10/0.25和160/0.17，其中10为物镜的放大倍数；0.25为数值孔径；160表示使用该物镜时，显微镜的机械筒长应为160mm（所谓机械筒长是指取下物镜和目镜以后，所剩下的镜筒长度，显微镜的机械筒长现已统一规定为160mm）；0.17为盖玻片的标准厚度（单位mm）。10倍物镜有效工作距离约为6.5mm，40倍物镜有效工作距离约为0.48mm（图1-1-4）。

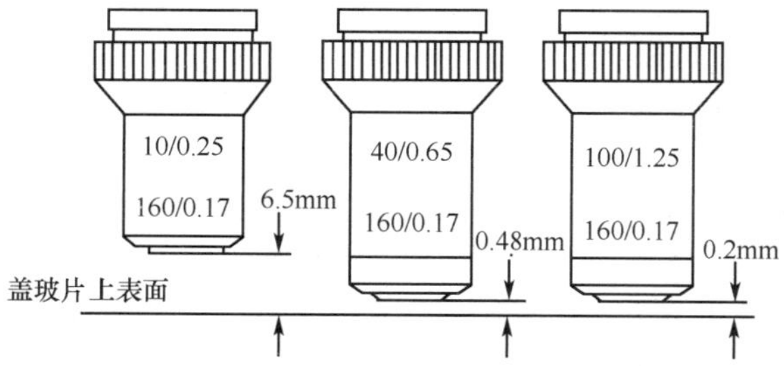

图1-1-4 三种物镜的性能参数及工作距离

显微镜的放大倍数等于目镜的放大倍数乘以物镜的放大倍数。例如，目镜的放大倍数是10×，物镜的放大倍数是40×，则显微镜对实物的放大倍数为400倍。常用光学显微镜的最大放大倍数为1000倍。

3）聚光器（condenser）：位于载物台的下方，是一组透镜（lens），可将光线汇聚到所要观察的标本上，增加视野的亮度。在聚光器的右侧，有一调节螺旋，转动它可使聚光器上升或下降，从而调节光线的强弱。上升聚光器可使光线增强，下降则光线变暗。

4）可变光阑（iris diaphragm）：位于聚光器的下端，能够控制进入聚光器光束（beam of light）的大小。可变光阑由十几张金属薄片组合排列而成，其外侧有一小柄，拨动它可使金属片分开或合拢，以调节光线的强弱。

5）滤光片（light filter）：有些显微镜配有不同波长的滤光片供选用。显微镜所用的滤光片通常为几个毫米厚的有色玻璃片。滤光片可以滤出与其本身颜色相同的光。使用不同的滤光片，可以有选择地使用不同颜色的照明光线，使观察效果更佳。滤光片常被放置在聚光镜最下方的圆环（cirque）内，拨动圆环可使其移出光路，可根据需要选择使用。

2. 光学显微镜的使用方法

（1）低倍镜的使用方法

1）对光：打开镜座上的电源开关，调节物镜转换器，使低倍镜镜头对准通光孔，当听到“咔嗒”的一声，同时手也感到有阻力时，说明物镜处于正确的位置。打开光阑并使聚光器上升到比载物台稍低的位置。调节目镜，使两个目镜的距离恰好等于自己双眼瞳孔的距离，然后两眼观察目镜，同时调节镜座右侧电压调节开关，使视野内的光线亮度适中。

2）放置玻片标本：将所要观察的玻片标本放置在载物台上，让有盖玻片的一面朝上，用弹簧夹固定。转动标本推进器旋钮，使被观察的标本位于通光孔的中央。

3）调节焦距：眼睛从侧面观察低倍镜，同时转动粗调节螺旋使载物台上升，直至低倍镜头距玻片标本约0.5cm（或者上升至转不动为止）；然后两眼在目镜上观察，同时慢慢转动粗调节螺旋使载物台下降，当视野中出现物像后，用标本推进器移动标本片使物像移至视野中央。这时要注意，移动玻片的方向与目镜中观察的物像移动方向是相反的。再转动细调节螺旋，直至视野中的物像变得最清晰。

用蛙血涂片反复练习低倍镜的使用，做到熟悉显微镜各部分的结构，迅速熟练地调节光线以及找到标本。

（2）高倍镜的使用方法

1）首先在低倍镜下找到需观察的物像，把要放大的部分移至视野中央，同时转动调焦螺旋使物像清晰。

2）转动物镜转换器，使高倍镜镜头对准通光孔。这时要从侧面观察，如果高倍镜镜头碰到玻片，遇到阻力时，说明低倍镜的焦距没有调节好或者标本正反面放反了，要重新进行操作。

3）调节焦距：将高倍镜镜头对准通光孔后，视野中的物像往往不太清晰，轻轻转动细调节螺旋便可使物像清晰。

从低倍镜到高倍镜反复练习观察蛙血涂片，注意观察不同类型的蛙血细胞（彩图1）、红细胞形态特征及细胞三部结构中各部分的比例。

（3）油镜的使用方法

1）在低倍镜或高倍镜下找到所需观察的物像后，将需要进一步放大的部位移至视野的最中央。将视野中的光线调到最强，即聚光器上升至较高位置并将光阑全部打开，同时将镜座右侧的电压开关调到最大。

2）转动物镜转换器，移开低倍镜头或高倍镜头，在标本玻片上所要观察的部位加一滴香柏油，转换物镜转换器，使油镜镜头对准通光孔，这时油镜的下端正好浸入香柏油中。

3）双目观察目镜，并轻轻转动细调节螺旋，直至视野中出现最清晰的物像。

4）油镜使用结束后，务必及时用滴加了香柏油清洗液（二甲苯或无水乙醇）的擦镜纸将油镜镜头擦拭干净。再用清洁的擦镜纸盖在标本玻片上，加1～2滴清洗液，轻拉擦镜纸，将标本玻片擦拭干净。

按照上述操作程序，用蛙血涂片练习油镜的使用。

【结果观察】

取蛙血涂片，按照操作规则反复练习低倍镜、高倍镜和油镜的使用。

【注意事项】

（1）搬取显微镜时，要一手握镜臂，另一手托住镜座，两上臂紧靠胸壁；切勿一手斜提，前后摆动，以防目镜镜头或其他零部件跌落。

（2）轻拿轻放，不要把显微镜放置在实验台的边缘，显微镜镜座后缘离实验台边缘应保持一定距离，以免显微镜翻倒落地。

（3）显微镜光学系统要用清洁的擦镜纸擦拭，不能用手、纱布或其他物品擦拭，以免造成划痕。

（4）不要随意取出目镜和拆卸显微镜上的零部件，以防尘土落入镜筒，影响显微镜的精准度，或造成显微镜零部件丢失。

（5）使用显微镜时要注意将玻片标本放置在通光孔中央，让有盖玻片的一面朝上，不要放反。如果放反了，低倍镜下可以看清楚物像，转动到高倍镜时就看不清物像了，并且容易将玻片标本压坏。在使用高倍镜和油镜时，不能一边在目镜中观察，一边上升载物台，否则会压碎玻片或损坏镜头。

（6）观察标本时，做到双目同睁，两手并用。低倍镜下可以用粗、细调节螺旋调节焦距，调节焦距时要从侧面注视载物台上升，以免压坏标本和镜头。当转换为高倍镜和油镜观察时，要用细调节螺旋调节焦距，且细调节螺旋不能单方向过度旋转。

（7）显微镜使用完毕后，将标本玻片取下，放回标本盒中；转动物镜转换器，使物镜离开通光孔，上升载物台，使物镜与载物台相接近。然后一手握镜臂，另一手托住镜座，将显微镜送还显微镜室。

【思考问题】

（1）使用显微镜观察标本片时，应遵循哪些步骤才能看到最清晰的物像？

（2）当低倍镜下看清楚物像后，进一步转换高倍镜后物像看不见或调不清晰时，应从哪些方面找原因？

（3）如果显微镜视野中光线太暗，应该怎么办？

（徐本锦）

二、细胞显微测量技术

【实验目的】

掌握显微测微尺的基本原理及使用方法。

【实验原理】

细胞长度、面积、体积的测量是研究正常或病理组织细胞的基本方法之一。在显微镜下用来测量细胞长度的工具叫显微测微尺（micrometer），由目镜测微尺（ocular micrometer）和镜台测微尺（stage micrometer）二者组成，两尺须配合使用。

目镜测微尺，简称目微尺，是一块圆形的玻璃片，直径为20～21mm。其上刻有直线或网格式的标尺。其中网格式的目微尺可用来测量物体的体积。每一小格表示的实际长度随不同的显微镜、不同放大倍数的物镜而不同。使用目微尺时，先将目镜从镜筒中抽出，旋去接目透镜，然后将目微尺放在目镜光阑上。注意让有刻度的一面朝下，再将接目透镜旋上，把目镜插入镜筒，即可进行测量。

镜台测微尺，简称台微尺，是一块特制的载玻片。它的中央封着一把刻度标尺，标尺全长为1mm（1000μm），分为10个大格，每一个大格又分成10个小格，共100个小格，每小格的长度为0.01mm（10μm）。标尺的外围有一小黑环，便于找到标尺的位置。

显微测量时，先用台微尺标定目微尺每小格所表示的实际长度。通过台微尺对目微尺进行标定，可以消除由显微镜不同所造成的误差。在测量细胞时，移去台微尺，换上被测标本，用目微尺即可测得观察标本的实际长度（图1-1-5）。

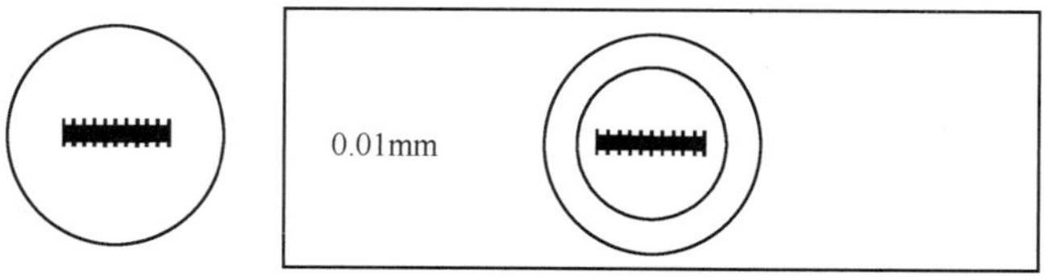

图1-1-5　目微尺（左）和台微尺（右）结构示意图

【实验材料、器材与试剂】

1. 材料　人或蟾蜍血涂片、人口腔黏膜上皮细胞制片。

2. 器材　显微镜、目微尺、台微尺、解剖剪、解剖镊子、载玻片、盖玻片、试管、无菌采血针、牙签。

3. 试剂　生理盐水、瑞氏（Wright）染色液、0.2%甲苯胺蓝染液。

【实验内容与步骤】

1. 血细胞标本制备及观察

（1）人血涂片：用采血针刺取耳垂血，制成薄的血涂片，晾干后瑞氏染色。

（2）蟾蜍血涂片：用注射器直接取蟾蜍心脏血，用生理盐水稀释后制成细胞悬液，制成涂片。蟾蜍的红细胞呈椭圆形，细胞膜不明显，涂片中除红细胞外，还能看到各种形态不同的白细胞和血小板（图 1-1-6）。

2. 人口腔黏膜上皮细胞标本制备及观察　取清洁牙签，用钝端在自己口腔内腮面轻刮少许黏液，并弃掉。换只牙签，在原位稍用力刮取上皮细胞，均匀涂在一张干净的载玻片中央。

用甲苯胺蓝（或亚甲蓝）染液染色 5min，先在低倍镜下观察，可见视野中有许多单个或成堆的被染成蓝色的细胞，即口腔黏膜上皮细胞。细胞呈多边形或椭圆形，细胞中央有一染成深蓝色的细胞核，核周围均质部分为细胞质，细胞外表有细胞膜（图 1-1-7）。

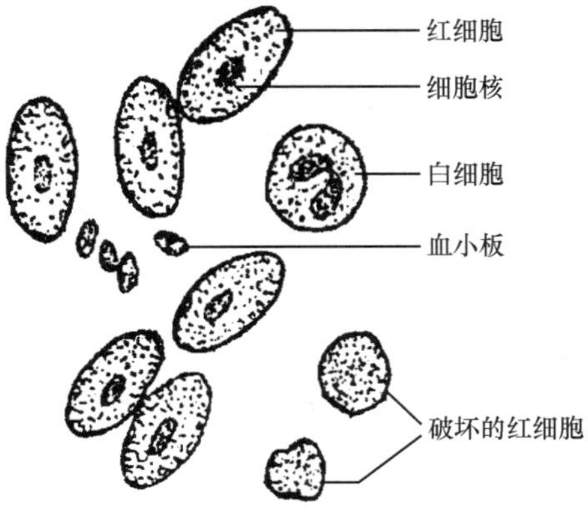

图 1-1-6　蟾蜍血中的各类细胞

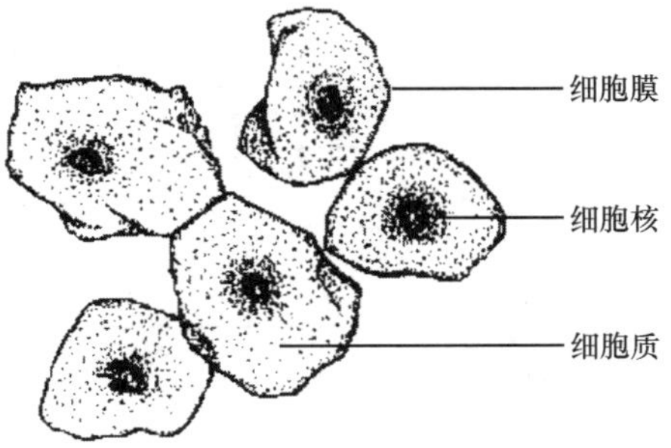

图 1-1-7　人口腔黏膜上皮细胞

3. 长度测量

（1）目微尺的安装（见实验原理）。

（2）将台微尺盖片面朝上放在载物台上，用低倍镜观察，调节焦距看清台微尺的刻度。这时目微尺和台微尺同时显示在视野中。

（3）移动台微尺，同时转动目镜，使目微尺直线与台微尺直线尽量靠近平行，并将两尺的“0”点刻度线或某刻度线对齐。然后从左向右查看两尺刻度线另一重合处，记录重合线间目微尺和台微尺各自包含的格数，根据公式即可计算出目微尺每个小格代表的实际长度。公式如下：

$$目微尺每小格代表的实际长度（\mu m）=\frac{两重合线间台微尺格数}{两重合线间目微尺格数}\times 10（\mu m）$$

（4）移去台微尺，换血涂片，用目微尺测量细胞所占小格数并乘以目微尺每小格代表的实际长度，即为被测细胞的实际长度（图 1-1-8）。

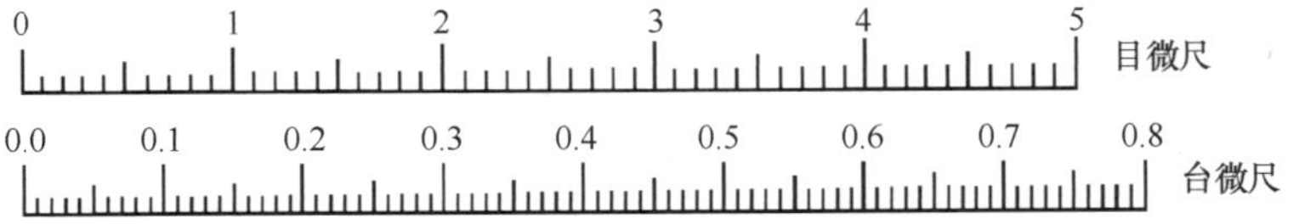

图 1-1-8　显微测量原理示意图

（5）测量结果计算：球形细胞的体积 $V=4\pi r^3/3$（r 为半径）；椭球形细胞的体积 $V=4\pi ab^2/3$（a、b 为半长轴和半短轴）；核质比 $NP=V_n/(V_c-V_n)$，V_c 为细胞体积，V_n 为细胞核体积。

【实验结果观察】

（1）标定并记录低倍镜和高倍镜下目微尺每小格所代表的实际长度。

（2）在观察口腔黏膜上皮细胞和蟾蜍血细胞时，测量这两种细胞，记录被测细胞及细胞核的长短径。

【注意事项】

（1）如果需换用高倍镜或油镜测量时，要用同样的方法重新计算高倍镜或油镜下目微尺每小格的实际长度。

（2）在测量时要注意将被测物体放在视野中央，因为该位置镜像最清晰，相差最小。

（3）每一种被测物体（细胞）需反复测量数个或数十个，求其平均值。

（4）台微尺刻度是用加拿大树胶和圆形盖玻片封合的，当清洗香柏油时，不宜使用过多的二甲苯，以避免盖玻片下的树胶溶解。

（5）取出目微尺，将目镜放回镜筒，用擦镜纸擦去目微尺上的油渍和手印。

【实验报告】

（1）用测微尺测量各种细胞的大小后，制表格记录测量结果。

（2）测量 10 个蟾蜍红细胞的长短径，并求出体积的平均值填入表 1-1-1。

表 1-1-1　显微测微尺测量蟾蜍红细胞记录表

细胞编号	1	2	3	4	5	6	7	8	9	10	范围	均值
细胞长径												
细胞短径												
细胞体积												

【思考问题】

（1）如何标定目微尺？

（2）显微测微尺包括哪两个部件？它们各起什么作用？

（3）在某台显微镜下用某一放大倍数的物镜，测得目微尺每格的实际长度后，当换一台显微镜用同样放大倍数的物镜测量时，该尺度是否还有效？为什么？

（王晓晖　徐本锦）

三、细胞计数和细胞活力鉴定

【实验目的】

（1）掌握细胞计数的基本原理与方法。

（2）掌握细胞活力鉴定的基本原理与方法。

【实验原理】

细胞计数时，先将培养细胞或血细胞稀释成细胞悬液，然后将细胞悬液滴入细胞计数板内，对计数板上计数室四大格内的细胞进行计数。根据计数室的容积及稀释倍数，即可计算出细胞浓度。细胞计数的方法可以分为三大类：①用光学显微镜和血细胞计数器对细胞进行直接计数，又称为直接视觉法（direct vision method）；②用光学显微镜和血细胞计数器对细胞核进行计数，又称间接视觉法（indirect vision method）；③用电子系统自动进行视觉计数。直接视觉法是最常用的细胞计数法。

细胞活力的鉴定在生物医学研究中具有重要意义。细胞培养过程中需要经常测定细胞的存活率，以便随时记录细胞生长情况。在肿瘤细胞的研究中，为了检验各种药物对肿瘤细胞的杀伤力，需要测定肿瘤细胞的存活率。细胞活力的鉴定方法有多种，常用的有染色排除法和仪器分析法。染色排除法简便，易于操作，是最常用的细胞活力鉴定方法。如果通过直接的形态观察来鉴别细胞活力，实验结果容易受操作者主观因素的影响，存在一定的误差。因此，在实际操作中常采用一些仪器来进行精确的批量检测。死细胞和活细胞膜的通透性不同，活细胞的细胞膜是一种选择性膜，对细胞起保护和屏障作用，只允许物质选择性地通过；细胞死亡之后，细胞膜受损，通透性增加。台盼蓝（trypan blue）染色鉴别细胞活力的方法就是利用了这一性质。台盼蓝是一种阴离子型染料，不能透过完整的细胞膜，台盼蓝染色后死亡细胞或受损细胞被染成蓝色，而活细胞不被染色。仪器分析法可避免操作者主观因素的影响，主要有微电极技术（利用死细胞和活细胞膜两侧电位的差异）、全自动分析细胞计数仪和流式细胞仪等，可对细胞的活力进行精确的批量检测。细胞的活力可以用活细胞数量占计数细胞总数的百分比来表示。

【实验材料、器材与试剂】

1. 材料　蟾蜍、中国仓鼠卵巢细胞（CHO 细胞）、人宫颈癌细胞（HeLa 细胞）。

2. 器材　显微镜、血细胞计数板、解剖盘、剪刀、镊子、吸管、载玻片、盖玻片。

3. 试剂　Ringer 缓冲液、乙醚、0.4% 台盼蓝染液。

【实验内容与步骤】

1. 细胞计数

（1）制备血细胞悬液：用乙醚麻醉蟾蜍，置于解剖盘内剪开胸壁，暴露心脏，将心室剪一个小口，用吸管吸取心脏血液 1mL，用 Ringer 缓冲液按确定的稀释倍数制成血细胞悬液。

（2）熟悉血细胞计数板：血细胞计数板呈长方形，有两个计数室。每个计数室分九个大正方格，每个大格边长为 1mm，计数室的底与盖玻片间的距离为 0.1mm，即每大格的容积为 $1mm \times 1mm \times 0.1mm=0.1mm^3$。四角的每个大格被分为 16 个中格；中央的大格被分为 25 个中格，中央的每个中格又被分为 16 个小格（图 1-1-9）。

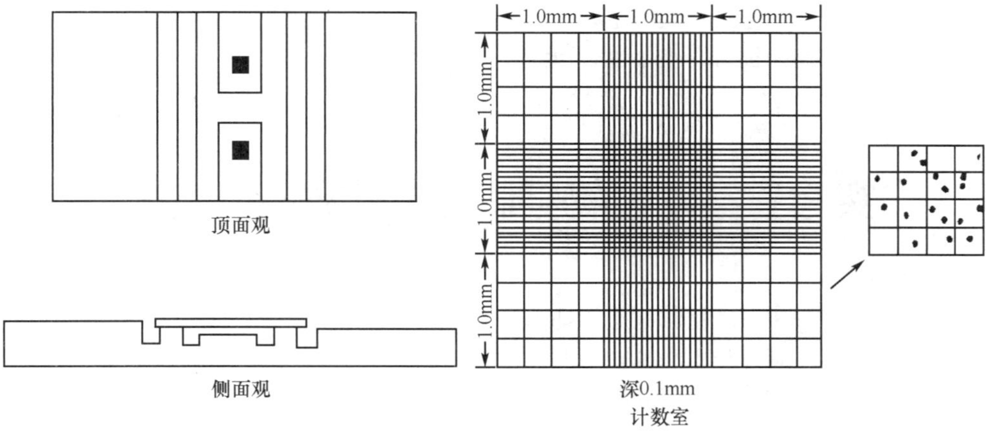

图 1-1-9　细胞计数板

（3）滴片：取血细胞计数板及 1 张干净盖玻片，将盖玻片盖在血细胞计数板的槽上，然后用吸管将制备好的蟾蜍血细胞悬液混匀，吸取血细胞悬液，滴一滴于血细胞计数板的盖玻片一侧边缘，使细胞悬液自然流入计数室内。

（4）计数：在低倍镜下数出计数板上计数室四角四大格中的细胞数，如细胞压在格线上时，数上不数下，数左不数右。

2. 培养细胞活力的测定

（1）染色：取 0.5mL 培养好的细胞悬液（CHO 细胞或 HeLa 细胞）置于小试管内，再加 0.5mL 的台盼蓝染液（0.4%），用吸管轻轻吹打均匀，染色 2～3min。

（2）滴片：用吸管稍稍吹打，以防细胞沉降，再吸取细胞悬液，滴一滴于干净的载玻片上，制成临时装片。

（3）计数：在低倍镜下移动标本片，随机计数上、下、左、中、右五个视野内的细胞总数和被染色的细胞数。

【实验结果观察】

1. 细胞计数结果　细胞浓度计算：将四大格的细胞总数除以 4，得出平均每大格的细胞数，每大格的容积为 $0.1mm^3$，乘以 10 000 即为 $1000mm^3$（1mL）。不同稀释倍数细胞悬液的细胞浓度可用下式计算：

细胞浓度（细胞数 /mL 悬液）=（四大格的细胞数 /4）×10 000× 稀释倍数

2. 细胞活力测定结果 统计计数结果，按以下公式计算细胞的活力：

细胞活力 =（细胞总数 – 死亡的细胞数）/ 细胞总数 ×100%

此外，也可用细胞计数板滴加经染色的细胞悬液，同时计数细胞数 /mL 悬液、活细胞数 /mL 悬液，再计算出该细胞群体的活力。

【注意事项】

（1）血细胞悬液注入量不可过多或过少，如溢出或盖玻片内有气泡必须重新擦干净载玻片后再滴加，否则影响计数结果。

（2）测定细胞活力时，染色时间不宜过长，若染色的时间过长，活细胞损伤时亦可着色。

【实验报告】

（1）在低倍镜下数出计数板四角四大格中蟾蜍血细胞数，然后取下盖玻片，将血细胞计数板冲洗擦净，重新滴片、计数，共 3 次。取 3 次计数的平均数代入公式计算出结果。

（2）测定并记录培养细胞群体的活力。

【思考问题】

（1）在实验研究中，为什么要对细胞悬液进行重复计数？

（2）为什么要对细胞进行活力鉴定？

（3）为什么死细胞能被台盼蓝染色？而活细胞不着色？

（徐本锦）

实验二　动植物细胞的基本形态与结构

【实验目的】

（1）掌握光学显微镜下动植物细胞的基本形态和结构。

（2）初步掌握临时制片技术和生物绘图的方法。

（3）进一步掌握光学显微镜的正确使用方法。

【实验原理】

细胞是生命活动的基本结构和功能单位。人体内约有 200 多种不同类型的细胞，它们的形态各异，有球形、椭圆形、扁平形、立方体、梭形、星形等。一般来讲，细胞的形态与它们的功能密切相适应。虽然有机体细胞在形态上多种多样，大小不一，但大都具有共同的结构特点，即均由细胞膜（cell membrane）、细胞质（cytoplasm）和细胞核（nucleus）三大部分组成。在光学显微镜下还可以观察到一些细胞器，如线粒体（mitochondria）、高尔基复合体（Golgi complex）、中心体（centrosome）及细胞核中的其他结构，如核仁（nucleolus）和染色质（chromatin）等。

【实验材料、器材与试剂】

1. 材料 人口腔黏膜上皮细胞、洋葱鳞茎、蟾蜍等。

2. 器材 光学显微镜、解剖剪、小镊子、载玻片、盖玻片、牙签、白绸布、擦镜纸、烧杯、培养皿、吸管、吸水纸、染色盘架、麻醉缸等。

3. 试剂 生理盐水、碘液、1% 甲苯胺蓝染液、乙醚、Ringer 缓冲液等。

【实验内容与步骤】

1. 临时制片的制备 若观察的标本是新鲜材料，而又不需要长期保存，则可制成临时制片，方法如下。

取洁净的载玻片，用吸管吸一滴被观察的标本悬液滴在玻片中央，液滴不宜过大或过小（过大易溢出玻片，太小又容易形成气泡）。然后用小镊子夹住洁净的盖玻片，先以盖玻片一边和液体接触，然后缓慢倾斜放下直至盖玻片全部盖好，用吸水纸吸去多余液体。加盖玻片时应注意尽量减少气泡的产生。如需染色，可夹取材料放在载玻片上，再盖上盖玻片，将染液滴在盖玻片的一侧，用吸水纸在盖玻片的另一侧边缘吸水，这时染液会流入盖玻片与载玻片之间使材料着色（图 1-2-1）。

观察结束后，应及时将玻片清洗干净，以备下次再用。在移取盖玻片时，只能平行向外抽取而不能揭开，否则容易损坏盖玻片。

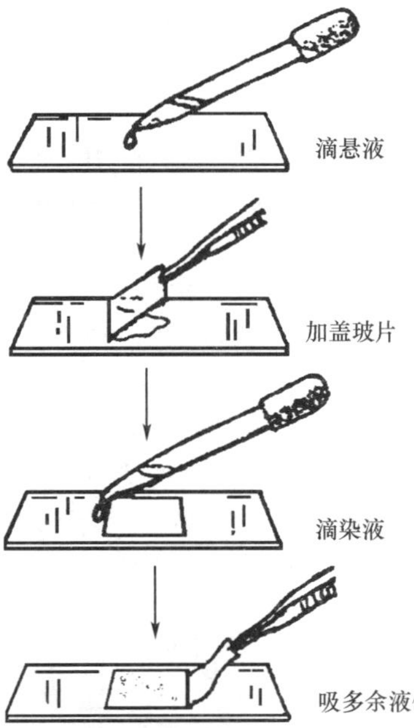

图 1-2-1　临时装片的制备及染色

2. 洋葱表皮细胞标本的制备与观察

（1）洋葱表皮细胞标本的制备：取洋葱（onion）肉质鳞茎（bulb）一片，用小镊子将其内表面的薄膜部分撕下，再用解剖剪剪取 3～4mm^2 大小的一块，放在已加好一滴碘液的载玻片上，使其铺展，然后盖上盖玻片，用吸水纸吸去盖玻片周围的液体。

（2）观察：先用低倍镜观察，镜下可见正方形或长方形的表皮细胞，其中有染色较深的细胞核。转用高倍镜观察，可看到各个细胞都具有细胞壁（cell wall）。细胞膜紧贴在细胞壁之内与细胞壁不易分开。在细胞核内还可以看到一个或多个核仁，在核与细胞壁之间可以看到大小不等的颗粒存在，即原生质（protoplasm）颗粒，有时可以看到呈线条状分枝的细丝，即原生质丝，在原生质丝（protoplasmic fiber）之间的空隙部分，为植物细胞的液泡（vacuole），其中充满了细胞液（cell sap）（图 1-2-2）。

3. 人口腔黏膜上皮细胞标本的制备与观察

（1）人口腔黏膜上皮细胞标本的制备：吸取一滴碘液滴在一张洁净的载玻片中央，用一根预先灭菌的牙签（toothpick）伸入自己的口腔，在颊部黏膜（mucous membrane）轻轻刮取上皮细胞（epithelial cell），然后将其放入载玻片上的碘液中并来回涂抹使细胞散开，染色 1min 后加盖玻片（加盖玻片时尽量避免气泡产生），用吸水纸吸去盖玻片周围的碘液。

（2）观察：在低倍镜下观察，人的口腔黏膜上皮细胞呈椭圆形或多边形，细胞核被染成深黄色，细胞质为浅黄色。镜下可见细胞成群或分散分布，选择轮廓完整清晰的细胞，换用高倍镜观察。

高倍镜下可见人的口腔黏膜上皮细胞外围有一层薄薄的细胞膜，细胞核呈椭圆形，染色较深，在核中有时可见一致密结构，即为核仁，细胞质均匀分布于细胞核与细胞膜之间，其中有颗粒（图 1-2-3，彩图 2）。

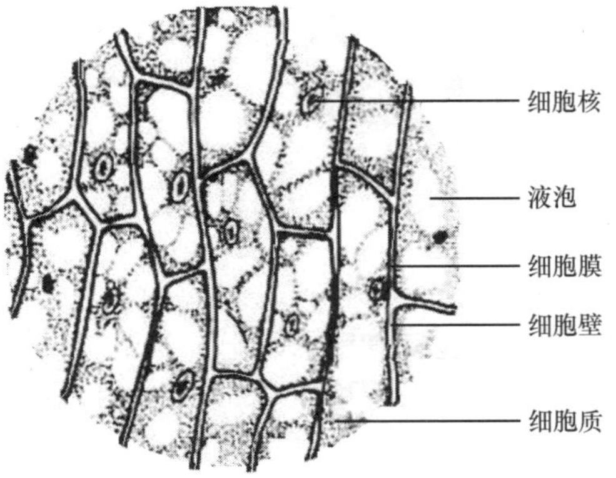

图 1-2-2　洋葱鳞茎表皮细胞结构

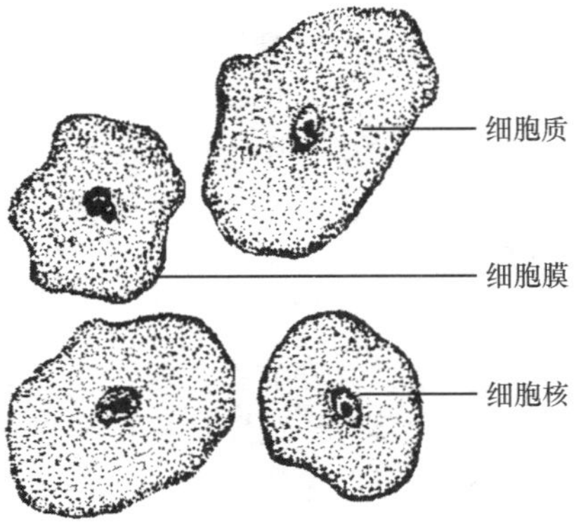

图 1-2-3　人口腔黏膜上皮细胞结构

4. 蟾蜍脊髓运动神经元压片制备与观察

（1）取材：用乙醚（ether）麻醉蟾蜍，蟾蜍昏迷后从其两侧嘴角向后剪，暴露整个椎管，取椎管上部稍膨大部分椎管内的脊髓（spinal cord），放在培养皿中，Ringer 缓冲液冲洗。

（2）制片：将脊髓用解剖剪剪成小段，或用小镊子轻轻将其捣碎，滴入 5～6 滴 1% 甲苯胺蓝染液染 10min 左右，用 Ringer 缓冲液漂洗，然后取制备好的脊髓小段置于载玻片上，加盖玻片，用拇指垂直加压使其成为一薄层，用吸水纸吸去周围多余的液体。

（3）观察：在低倍镜下观察，视野中可见有许多染成蓝色的小细胞，即神经胶质细胞（neuroglial cell），它们形态各异。继续移动玻片，可见脊髓材料中有个体较大，染色较深的运动神经元，呈单极形、双极形或多极形分枝。选择轮廓清楚的细胞转换高倍镜观察。神经元（neuron）的细胞核一般为球形，常染色质多，异染色质少，染色浅淡，故神经元的核呈现为泡状核。镜下核仁较核内其他部分染色深，核仁明显。核周围和树突内有大量密集的粗面内质网与游离核糖体，光学显微镜下为染色深的团块状物质（图 1-2-4，彩图 3，彩图 4）。

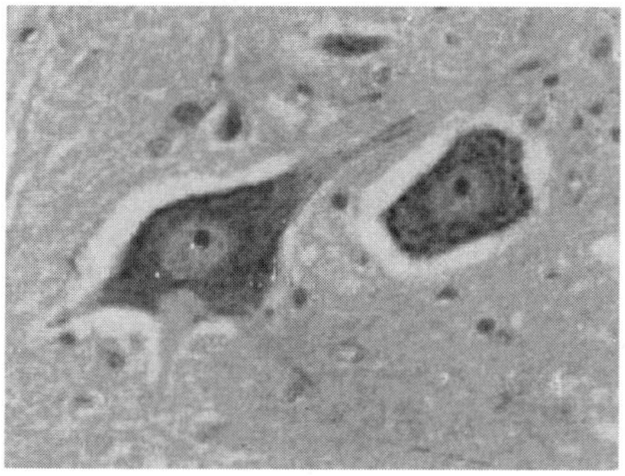

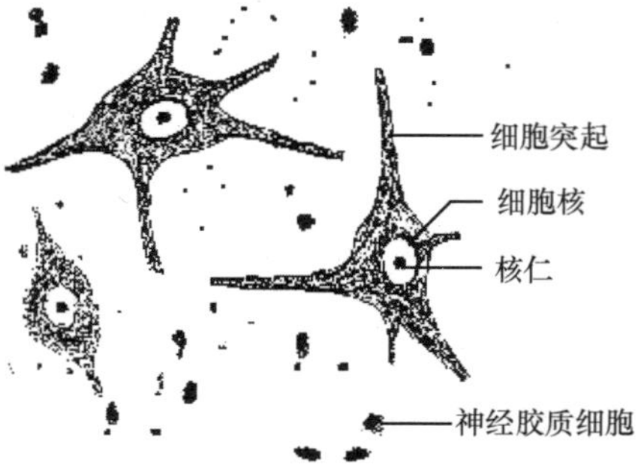

图 1-2-4　蟾蜍脊髓前角运动神经元

5. 生物绘图的方法及其要求

（1）生物学绘图要求线条圆滑、清晰，比例正确，决不能草率。为了把图作好，首先必须了解标本的内容，弄清基本形态特征和重点观察部位的毗邻关系。选材应典型，决不能假想或虚构，一定要画出视野中亲眼看到的真实图像。

（2）作图宜用 2H 或 3H 铅笔，并且一定要做到全图一律用铅笔（包括文字部分），不宜用钢笔或圆珠笔等绘图；图中结构的染色深浅、图的明暗立体感应用疏密的铅笔细圆点来表示，不可用铅笔涂抹阴影表示。

（3）绘图前应根据图的大小、多少安排好位置，注意各部分的比例，做到使其布局合理、整齐、美观。

（4）绘图时应先轻轻画出标本的轮廓，经修改后再以连续的、粗细均匀的线条画出全图，切忌线条有重叠。

（5）绘好图后，要求图上的标注应从各部分的结构向右引出水平线，在引线的末端，用正楷写出各部分名称。引线末端上下对齐，做到尽量美观，在图的下方写上图的名称、放大倍数和用何种染料染色等。

【注意事项】

（1）人口腔黏膜上皮细胞在载玻片上一定要涂抹开，避免细胞聚集成堆。

（2）取蟾蜍脊髓时一定要注意正确的取材部位，为椎管上部稍膨大部分椎管内的脊髓。

（3）甲苯胺蓝染液染蟾蜍脊髓时，染色时间不宜过长，否则将无法区分神经元中的细胞质和细胞核。

（4）取洋葱内表面的薄膜，将靠肉质一侧向上置于载玻片上。

【实验报告】

绘出洋葱表皮细胞、人口腔黏膜上皮细胞和蟾蜍脊髓运动神经元图。

【思考问题】

（1）动物细胞和植物细胞结构上有哪些重要的区别？

（2）细胞表现出的不同形态有何生理意义？

（白丽娜）

实验三　细胞内细胞器和细胞骨架的显示

一、细胞内几种细胞器的显示

【实验目的】

（1）掌握人口腔黏膜上皮细胞中线粒体的显示方法。

（2）熟悉线粒体、高尔基复合体、中心体在光学显微镜下的形态特征。

【实验原理】

细胞作为生命活动的基本结构和功能单位，其体积很小。典型的人和动物细胞直径为10～20μm，仅为人肉眼能看到的最小颗粒的1/10～1/5。一般光学显微镜最大分辨率为0.2μm，而细胞内的一些结构如线粒体、高尔基复合体、中心体、核仁、染色体等都大于0.2μm，因此经过特定的染色后能在光学显微镜下观察到这些结构。通常把在光镜下所看到的结构称为细胞显微结构（microscopic structure）。

线粒体是真核细胞中较大的细胞器，人体内除成熟的红细胞外，所有的细胞内都有线粒体。通常代谢旺盛的细胞线粒体数量较多，如肝细胞、肾细胞、心肌细胞等。用詹纳斯绿B（Janus Green B）对细胞进行活体染色是常用的专一性显示线粒体的方法，其原理是线粒体含有细胞色素氧化酶系统，当用詹纳斯绿B对其进行活体染色时，线粒体的内膜和线粒体嵴上的细胞色素氧化酶使该染料始终处于氧化状态而呈现蓝绿色，而在细胞质中的染料则被还原呈无色。

神经组织切片中的高尔基复合体标本是以硝酸钴固定后再经硝酸银（silver nitrate）染料浸染制成的永久性标本片。由于组成高尔基复合体的物质具有还原银盐（silver salt）的能力，并可使其呈现棕褐色沉淀，因而可显示出高尔基复合体的形态和位置。

【实验材料、器材与试剂】

1. 材料　人口腔黏膜上皮细胞、洋葱鳞茎、兔脊神经节细胞切片标本、马蛔虫子宫横切片标本等。

2. 器材　普通光学显微镜、小镊子、剪刀、载玻片、盖玻片、培养皿、牙签、滴管、白纱布、擦镜纸、吸水滤纸等。

3. 试剂　1/20 000詹纳斯绿B染液、Ringer缓冲液等。

【实验内容与步骤】

1. 细胞内线粒体的显示

（1）人口腔黏膜上皮细胞线粒体

1）取材和涂片：用一洁净牙签反复刮取人口腔颊内的表面黏膜，均匀地将细胞涂于洁净的盖玻片上。

2）染色：取一个有两个圆形凹孔的凹玻片，把浓度为1/20 000的詹纳斯绿B染液滴在凹孔上（因为口腔黏膜上皮细胞干后易皱缩变形，影响对线粒体的观察，此法可保持湿润），将盖玻片涂有细胞的一面向下，轻轻盖在凹孔上，注意避免产生气泡，在30℃条件下染色15min。

3）观察：将玻片置于显微镜下仔细观察，在高倍镜下可见口腔黏膜上皮细胞核周围均匀分布着一些呈蓝绿色的短杆状或圆形颗粒，即线粒体。

（2）洋葱表皮细胞线粒体

1）取材：取洋葱鳞茎一片，用小镊子撕下其内表面透明内表皮，将内表皮剪成 3mm 见方的小块，放入一个小培养皿中。

2）染色：用滴管将詹纳斯绿 B 染液滴于表皮小块上，染色 10～15min。

3）盖片：将染色后的内表皮小块取出，放到一洁净载玻片上，滴一滴 Ringer 缓冲液，盖上盖玻片，用吸水滤纸吸去盖玻片周围的液体。

4）观察：先用低倍镜找到形态和着色良好的表皮细胞，然后换高倍镜观察。在镜下可见线条状和颗粒状的线粒体被染成蓝绿色。

2. 兔脊神经节高尔基复合体的观察 神经元因蛋白质合成旺盛而含有发达的内质网和高尔基复合体。将兔脊神经节细胞切片标本置于低倍镜下观察，可见到神经节内有许多染色后呈淡黄色的圆形或椭圆形神经节细胞（感觉神经元），它们被神经束分割成群。选取轮廓完整、染色清晰的细胞移至视野中央，换高倍镜观察。可见细胞中央有一圆形或椭圆形的不着色区域，此即细胞核。在核周围的细胞质中，可见呈线状、点状或卷曲成网状的棕褐色结构，即为高尔基复合体。不同神经元中高尔基复合体的数量、形态、大小和分布都不尽相同（图 1-3-1）。

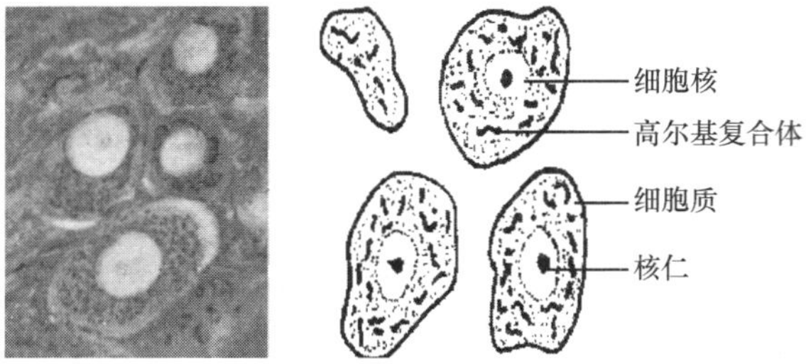

图 1-3-1　兔的脊神经节细胞（示高尔基复合体）

3. 马蛔虫受精卵细胞中心体的观察 中心体在一般的间期细胞中不易观察到，但在细胞进行有丝分裂时却特别明显，容易观察。取马蛔虫子宫横切片标本（铁苏木精染色）在低倍镜下观察，可见子宫腔内有许多处于不同发育阶段的圆形受精卵细胞。细胞外面有卵壳，细胞与卵壳之间的腔为卵壳腔。选择处于有丝分裂中期的细胞（细胞呈圆形，染色体分布于细胞中央赤道板上，从侧面看可见染色体排成一条直线），换高倍镜观察。可见细胞的两极各有一个染色极深的小黑点，此即中心粒（centriole），中心粒周围有一圈明亮的细胞质为中心粒周围物质，中心粒与中心粒周围物质一起构成中心体（centrosome）。在中心粒外周有放射状的细丝，为星射线，合称为星体。在两中心体之间可见到由许多微管构成的纺锤体与中央的染色体相连（图 1-3-2）。有时因切面关系，中心体仅出现在一侧或两侧均无。

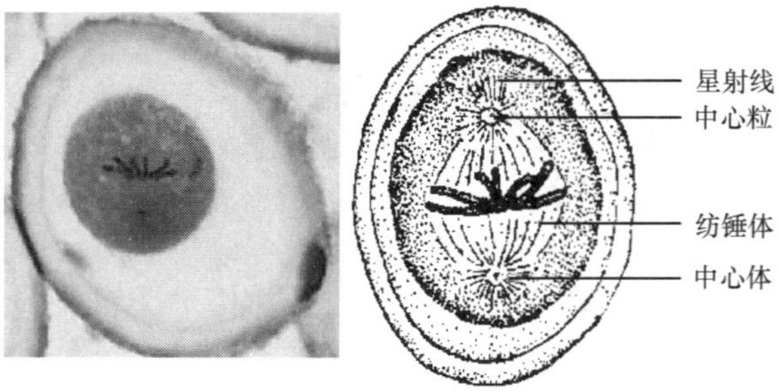

图 1-3-2　马蛔虫受精卵细胞有丝分裂中期（示中心体）

【注意事项】

（1）由于最表面的黏膜上皮细胞大都已衰老，代谢不旺盛，线粒体少，故刮取口腔黏膜上皮细胞时可稍重些，尽量刮取较深部的黏膜，但以不刮出血为限，以便得到活力较旺盛的细胞。

（2）注意让洋葱表皮靠果肉的一面向上，以便观察。

【实验报告】

（1）绘制线粒体在人口腔黏膜上皮细胞与洋葱表皮细胞内的分布图，比较其形态、大小与分布的差异。

（2）画出兔脊神经节细胞内高尔基复合体的形态与分布。

（3）绘制马蛔虫受精卵细胞有丝分裂中期图，并标出中心体。

【思考问题】

（1）在刮取的人口腔黏膜上皮细胞中，有些细胞中线粒体的数量很少，这可能是什么原因？

（2）细胞内存在多种细胞器，为什么用某种方法染色后，在细胞内只能见到某一种细胞器？

（张　娟）

二、细胞骨架系统的显示与观察

【实验目的】

（1）掌握细胞骨架标本片的制备方法。

（2）掌握考马斯亮蓝 R250 染液对细胞骨架的染色原理和方法。

（3）进一步熟悉细胞骨架的网状整体形态结构。

【实验原理】

细胞骨架（cytoskeleton）是指真核细胞中由细胞骨架蛋白构成的错综复杂的纤维状网络结构，主要包括微管（microtubule，MT，直径 20～25nm）、微丝（microfilament，MF，直径 6～7nm）和中间纤维（intermediate filament，IF，直径 10nm）三大类。微丝是由肌动蛋白亚单位组成的螺旋状纤维（F-actin），其长度不定，多分布在近细胞膜的下方。微丝在不同种类的细胞中，可与某些结合蛋白一起形成不同的亚细胞结构，如张力纤维（stress fiber）、肌原纤维内的细肌丝、小肠上皮细胞微绒毛的轴心等。观察和研究细胞骨架可用电镜、组织化学、免疫细胞化学等方法，但骨架纤维成束分布，经染色后，也可在普通光学显微镜下观察到。

本实验以洋葱鳞茎内表皮细胞为材料进行细胞骨架的观察研究，其基本原理是：当用适当浓度的 Triton X-100（非离子型表面活性剂，去污剂）处理细胞时，可将细胞质膜上和细胞质中大部分蛋白质溶解抽提，但细胞骨架系统的蛋白质不受破坏而被保存。M- 缓冲液洗涤细胞，可以提高细胞骨架的稳定性，其中咪唑是缓冲剂，乙二醇双 (2-氨基乙醚) 四乙酸（EGTA）和 EDTA 螯合 Ca^{2+}，缓冲液中提供 Mg^{2+}，在此低钙条件下，骨架纤维保持聚合状态并且较为舒张。经戊二醛固定能较好地保存细胞骨架成分。之后用考马斯亮蓝 R250（Coomassie brilliant blue，一种蛋白质染料）染液染色，可使细胞骨架蛋白着色，非特异地显示微丝（通常是张力纤维），而细胞质背景着色弱，有利于细胞骨架纤维的显示。

【实验材料、器材与试剂】

1. 材料　洋葱鳞茎内表皮。

2. 器材　普通光学显微镜、恒温水浴箱、培养皿、小烧杯、吸管、载玻片、盖玻片、小镊子、小剪刀、吸水滤纸、擦镜纸等。

3. 试剂　0.2mol/L 磷酸盐（PBS）缓冲液、M- 缓冲液、1% 的 Triton X-l00/M- 缓冲液、3% 戊二醛 -PB 溶液（pH 7.3）、0.2% 考马斯亮蓝 R250 染液、乙醇、正丁醇、二甲苯、中性树胶、蒸馏水等。

【实验内容与步骤】

细胞骨架标本片的制作要经过取材、抽提、固定、洗涤、染色和漂洗等几个步骤的处理过程。

（1）用小镊子撕取若干薄片洋葱鳞茎内表皮细胞（约 $1cm^2$）于载玻片上，滴加 PBS 缓冲液，使之浸润。或放入盛有 PBS 缓冲液（pH 6.8）的小烧杯中，处理数分钟。

（2）吸去 PBS 缓冲液，用 1% Triton X-100/M- 缓冲液，37℃条件下处理 30～40min。

（3）除去 Triton X-100/M- 缓冲液，用 M- 缓冲液轻轻洗细胞 3 次，每次 10min。

（4）吸去 M- 缓冲液，用 3% 戊二醛 -PB 溶液固定细胞 30min。

（5）吸去固定液，用 PBS 缓冲液洗 3 次。

（6）吸水滤纸吸去 PBS 缓冲液，滴数滴 0.2% 考马斯亮蓝 R250 染液，染色 30min。

（7）吸去染液，小心地用蒸馏水漂洗数次。

（8）加盖玻片，置普通光学显微镜下观察。或将样品平铺置于载玻片上，加盖玻片，普通光学显微镜下观察。

（9）如果染色效果好，则可依次用 50% 乙醇、70% 乙醇、95% 乙醇、正丁醇、二甲苯处理样品，加一滴中性树胶，树脂封片，制成永久性玻片标本片。

【结果观察】

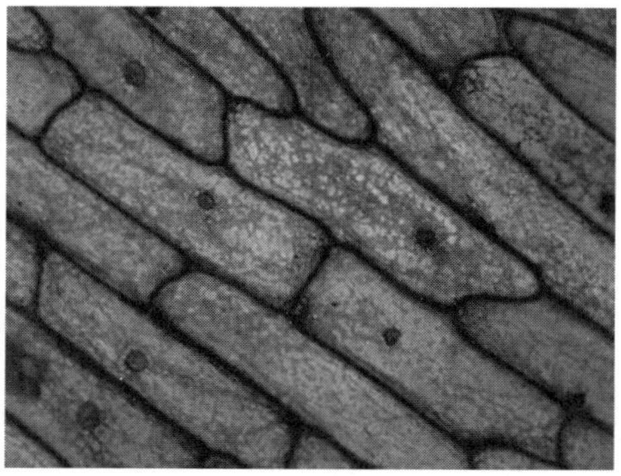

图 1-3-3　洋葱鳞茎内表皮细胞骨架

用普通光学显微镜观察，洋葱内表皮细胞轮廓清晰可见，低倍镜下可见到深蓝色的纤维束，粗细不等，基本上平行排布，同一细胞内细胞骨架分布不均匀，细胞核区域的纤维相对密集（图 1-3-3，彩图 5）。相邻细胞的细胞骨架分布的疏密程度基本一致，少数细胞有较大不同。高倍镜下可观察到由线性纤维交织成的蓝色网状结构，纤维间的结合点稍膨大，细胞边缘纤维较稀疏。这些蓝色、粗细不等的纤维网络结构，即为构成细胞骨架的微丝束。旋转显微镜细调节螺旋可观察到细胞不同层面的网络结构的变化，表明细胞骨架以三维立体结构的形式分布在整个细胞内。

【注意事项】

（1）注意取洋葱鳞茎靠内层的内表皮。

（2）各步洗涤细胞时要轻，避免损坏细胞结构。

（3）如果室温较低，PBS 缓冲液处理时要考虑加温。

（4）每一次加液或染色后，应用吸水滤纸吸干。

【实验报告】

（1）写出细胞骨架标本片制备的基本过程。

（2）绘制显微镜下所观察到的细胞骨架图像。

【思考问题】

（1）Triton X-100、M-缓冲液、戊二醛和考马斯亮蓝 R250 染液在本实验中各起什么作用？

（2）细胞骨架的化学成分是什么？细胞骨架在细胞中充当何种角色？

（张　娟）

实验四　细胞核与线粒体的分级分离

【实验目的】

（1）掌握差速离心法分离细胞核和线粒体的原理。

（2）熟悉细胞核和线粒体的分离过程和鉴定方法。

【实验原理】

细胞核是真核细胞中最大、最重要的细胞器，是遗传物质的主要存在部位，在细胞的增殖、生长、分化和各种代谢活动中起着重要作用，是细胞生命活动的中心。线粒体是细胞中重要的细胞器，是细胞进行有氧呼吸的主要场所。细胞中的能源物质——糖、脂肪和部分氨基酸在此进行最终的氧化分解，并通过偶联氧化磷酸化生成 ATP，供给细胞生理活动需要，是细胞的能量代谢中心。对细胞核和线粒体结构及功能的研究通常是在离体条件下进行，因此分离细胞核和线粒体是必需的。

差速离心法是利用不同物质沉降速率的差异，在不同离心速度下分离和收集不同颗粒的离心技术。细胞内各种细胞器和组分的比重和大小均不相同，在同一离心场内其沉降速度也不同。据此，常用不同介质和不同离心力离心，将细胞匀浆中的各种细胞器和组分分级分离出来。蔗糖缓冲液是常用的悬浮介质，它属于等渗溶液，比较接近细胞质的分散相，在一定程度上能保持细胞器的结构和酶的活性。在 pH 7.2 的条件下，细胞器不容易重新聚集，有利于分离。随着离心力的逐渐增加，细胞器沉降先后顺序依次是细胞核、线粒体、溶酶体和各种微体、核糖体和大分子。

采用差速离心法对细胞各种组分进行分级分离主要包括三个步骤：①组织匀浆制备；②在均匀的悬浮介质中进行分离；③对分离出的组分进行分析鉴定。此方法已成为研究亚细胞成分的化学组成、理化特性及其功能的主要手段。

（1）匀浆：在低温条件下，将组织块放入匀浆器中，加入等渗匀浆介质进行研磨，破碎细胞，使之成为各种细胞器及其包含物的匀浆液。

（2）分级分离：由低速离心到高速离心逐渐沉降细胞内组分。先用低速离心使细胞匀浆中较大的细胞器沉淀下来；再用较高的转速离心使浮在上清液中的颗粒沉淀下来，从而使各种细胞结构，如细胞核、线粒体等得以分离。由于样品中各种大小和密度不同的颗粒在离心开始时均匀分布在整个离心管中，所以每级离心得到的第一次沉淀并不是纯的、最重的颗粒，须经反复悬浮和离心纯化。

（3）分析鉴定：对分级分离得到的各种组分，采用细胞化学和生化方法进行形态和功能鉴定。细胞核的鉴定常用甲苯胺蓝染色法、Giemsa 染色法、甲基绿 - 派洛宁染色法等。线粒体的鉴定用詹纳斯绿 B（Janus Green B）活体染色法。

【实验材料、器材与试剂】

1. 材料 小鼠。

2. 器材 显微镜、离心机、天平、离心管、滴管、玻璃漏斗、量筒、剪刀、镊子、烧杯、匀浆器、吸水滤纸、纱布、平皿、载玻片、盖玻片等。

3. 试剂 生理盐水、蔗糖缓冲液（0.25mol/L 蔗糖 -0.003mol/L 氯化钙溶液）、1% 甲苯胺蓝染液、0.02% 詹纳斯绿 B 染液等。

【实验内容与步骤】

1. 肝细胞匀浆液的制备

（1）取材：颈椎脱臼法处死小鼠，迅速剪开腹腔取出肝脏，剪成小块，浸入预冷的生理盐水中，反复洗涤除去血污，用吸水滤纸吸去表面的液体。

（2）匀浆：称取湿重约 1g 的肝组织放入平皿中，用量筒量取 8mL 预冷的蔗糖缓冲液，先加少许于平皿中，剪碎肝组织后，再将剩余的溶液加入。将剪碎的组织和介质一起倒入匀浆器中，使匀浆器下端浸入盛有冰块的器皿中。左手握持匀浆器，右手将捣杆垂直插入管中，上下转动研磨数次，直至看不到明显的组织块。

（3）过滤：用 8 层纱布过滤匀浆液于离心管中。

2. 细胞核的分离

（1）离心：离心机 4℃预冷，在天平上配平每对离心管并对称放置于离心机中，2500r/min 离心 15min，缓慢吸取上清液于一干净高速离心管中，保存于装有冰块的烧杯中（待分离线粒体用）。

（2）涂片：滴一滴上清液于干净的载玻片上，制备一张涂片（1 号涂片）；在原离心管中加入 6mL 蔗糖缓冲液将沉淀物吹打混匀制成悬液，2500r/min 离心 15min，弃上清液，将残留液体和沉淀吹打混匀成悬液，滴一滴于干净的载玻片上，制备第二张涂片（2 号涂片）；自然干燥。

（3）染色：在 1 号和 2 号涂片上均滴加甲苯胺蓝染液，染色 5～7min。

（4）漂洗：小水冲去染液，晾干，镜下观察。

3. 线粒体的分离

（1）离心：将装有上清液的高速离心管从烧杯中取出，配平离心管后，17 000r/min 离心 20min，弃上清液。在沉淀中加入 1mL 蔗糖缓冲液，用滴管吹打成悬液，再次 17 000r/min 离心 20min，将上清液转移至另一离心管中，在沉淀中加入蔗糖缓冲液混匀成悬液。

（2）涂片：取上清液和沉淀物悬液，分别滴一滴于干净的载玻片上，制备 3 号和 4 号涂片。

（3）染色：在 3 号和 4 号涂片上均滴加 0.02% 詹纳斯绿 B 染液，染色 20min，盖上盖玻片，用吸水滤纸吸去多余染液，镜下观察。

【结果观察】

在光学显微镜下观察可见，体积较大、形态规则、结构完整的球形细胞核被甲苯胺蓝染成深蓝色，细胞核旁边的部分细胞碎片亦被染成蓝色；杆状、颗粒状的线粒体被詹纳斯绿 B 染成蓝绿色。

【注意事项】

（1）整个操作过程应注意使样品保持在 4℃，避免酶失活。

（2）尽可能充分剪碎肝组织，缩短匀浆时间，以保持组分的生理活性。

（3）使用离心机时注意离心管的配平。

（4）混匀要充分，操作时注意防止液体溢出。

（5）由于线粒体进行的是活性染色检测，所以样品制备好要尽快染色，不宜放置过久。

【实验报告】

（1）写出细胞核和线粒体涂片制备的基本过程。

（2）绘制在显微镜下所观察到的小鼠肝细胞的细胞核和线粒体图像。

【思考问题】

（1）分离出的线粒体立即用詹纳斯绿 B 染色和室温放置 2h 后再染色，二者染色结果可能存在什么差异？

（2）分离细胞核和线粒体的过程中有哪些需要注意的问题？

（张　娟）

实验五　细胞内几种化学成分的原位显示

一、细胞内核酸的原位显示

【实验目的】

（1）掌握血涂片的制作方法。

（2）掌握细胞内核酸原位显示的常用方法和基本原理。

（3）熟悉细胞内 DNA 和 RNA 的一般位置分布。

【实验材料、器材与试剂】

1. 材料　蟾蜍。

2. 器材　显微镜、麻醉缸、磨口瓶、解剖盘、解剖镊子、剪刀、载玻片、盖玻片、染色缸、恒温水浴箱、白纱布、擦镜纸、吸水滤纸、酒精灯等。

3. 试剂　1mol/L HCl 溶液、Schiff 试剂、1% 亮绿染液、乙醚、70% 乙醇溶液、甲基绿-派洛宁混合染液、丙酮等。

（一）细胞内 DNA 的特异显示（福尔根反应）

【实验原理与步骤】

1. 实验原理　福尔根反应（Feulgen reaction）是由 Feulgen 和 Rossenbeck 在 1924 年发明的一种用于显示细胞中 DNA 的组织化学反应方法，称为福尔根染色法，简称福尔根法。其基本原理是：DNA 是遗传的物质基础，主要存在于细胞核中。在 60℃、1mol/L HCl 水解作用下，DNA 分子中脱氧核糖的 C-1′ 原子与嘌呤碱基的 N-9 原子之间的糖苷键断裂，嘌呤碱脱掉，脱氧核糖 C-1′ 上暴露出游离醛基，醛基与 Schiff 试剂（无色亚硫酸品红溶液，由亚硫酸盐、盐酸和碱性品红配制而成）反应形成含有发色团醌基的紫红色化合物（图 1-5-1），从而使细胞核着色。

福尔根反应是 DNA 特有的显色反应，在一定范围内，染色程度与 DNA 含量成正比，因此利用福尔根法可以进行 DNA 的定性和定量分析；福尔根法也是研究染色体数目和形态的常规染色方法之一。在细胞化学和组织化学中，福尔根反应是一个既古老传统而又经久不衰的经典的 DNA 标记方法。

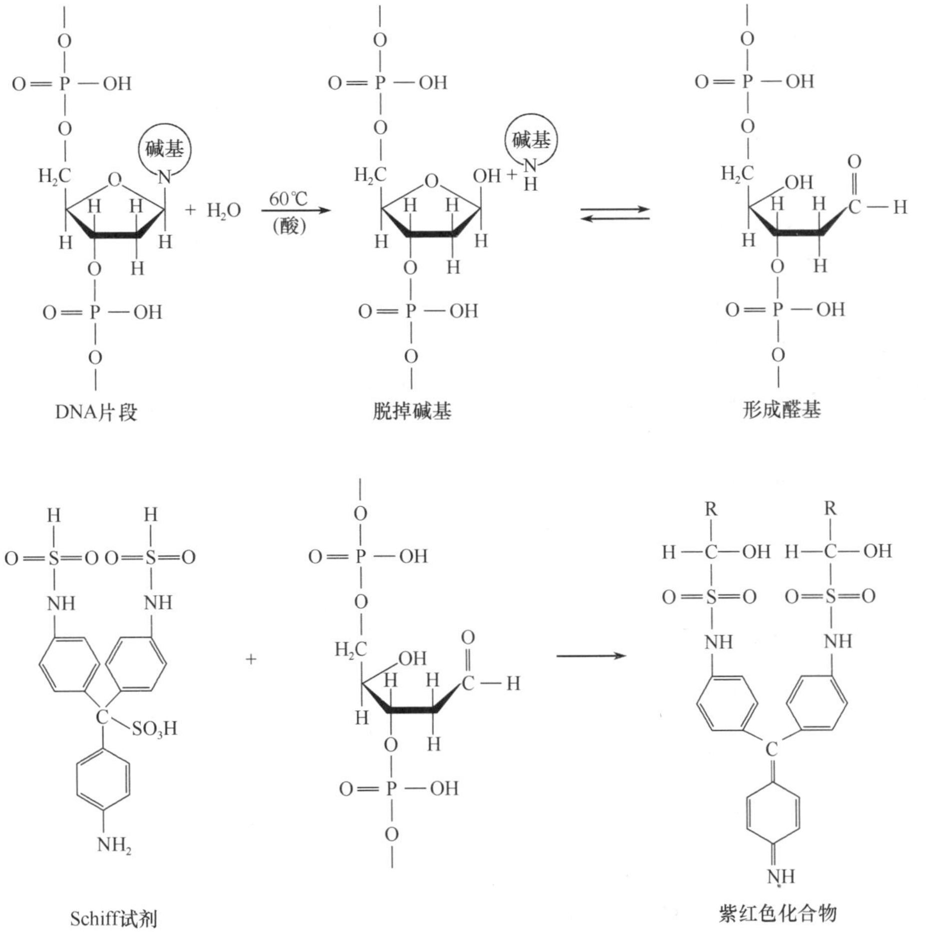

图 1-5-1　福尔根反应的过程

2. 实验步骤

（1）取材：用乙醚将蟾蜍麻醉后，腹面向上置于解剖盘中，剪开胸腔，暴露心脏。在心室部位剪一裂口，用载玻片边缘光滑的一端蘸取少量血液。

（2）制作血涂片：将蘸血的载玻片以 30°～45° 角置于另一干净载玻片上，轻轻向前推进，使玻片上形成薄而均匀的舌状血膜，血膜面积应占到玻片的 1/2 以上（图 1-5-2），并将血涂片在酒

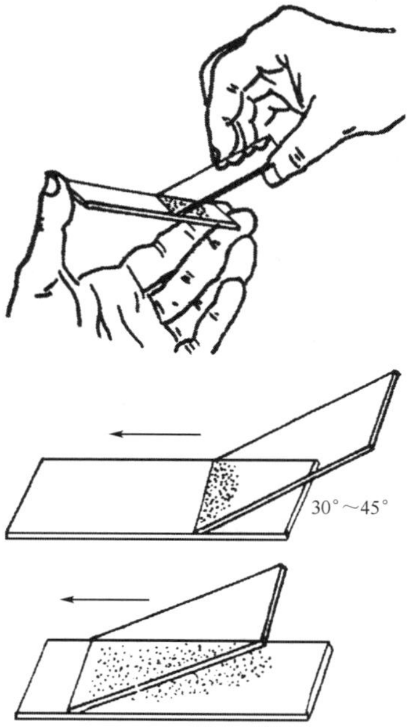

图 1-5-2 血涂片的制备方法

精灯上微烘干燥。

（3）水解：将已干燥的血涂片放入 HCl 溶液中，在室温下水解 2min，然后换到预热的 60℃ HCl 溶液中水解 5～8min，再放回室温下的 HCl 溶液中继续水解 2min，取出后用小水冲洗，去除玻片表面的 HCl。同时，另制作一张血涂片不进行水解，作为对照片。

（4）染色：将水解后的血涂片与对照片一起放入 Schiff 试剂染缸中，染色约 30min。用小水冲洗后，轻轻甩掉水珠，置入亮绿染液中复染约 30s，小水冲去浮色，室温下晾干。

【结果观察】

先在低倍镜下检查整张血涂片，选择细胞分布均匀、无重叠、染色清晰的区域，换高倍镜下观察。可见血细胞的细胞质被染成绿色，而细胞核被染成紫红色（彩图 6），说明 DNA 存在于细胞核内。

【注意事项】

（1）推片沾取血液后要迅速涂片，而且推片时不能来回涂抹，血膜要推得薄而均匀。

（2）血涂片在酒精灯上烘干时应与外焰保持一定距离，且时间不宜过长，以保持细胞正常的结构与形态。

（3）水解的时间不宜太长或太短。水浴温度要保持在 60℃以上，以保证充分水解以及染液能够正常着色。

（4）亮绿复染的时间不能太久，宜保持在 1min 以内，以避免细胞核也被染成绿色。

（二）细胞内 DNA 与 RNA 的显示（甲基绿-派洛宁染色法）

【实验原理与步骤】

1. 实验原理 核酸和碱性染料甲基绿及派洛宁具有亲和力，可以形成盐键而在原位沉淀显色。其中，由于甲基绿分子上有两个正电荷，它与聚合程度较高的 DNA 分子有较强的亲和力，可将 DNA 分子染成蓝绿色；而派洛宁分子只有一个正电荷，所以竞争不过甲基绿而与低聚分子 RNA 结合，使其染成红色，利用这两种染料的混合液处理，可以同时显示细胞内的 DNA 与 RNA。

2. 实验步骤

（1）取材与涂片：同“（一）细胞内 DNA 的特异显示（福尔根反应）”中血涂片的制备。

（2）固定：将晾干的血涂片放入 70% 乙醇溶液中固定 5～10min，取出后晾干。

（3）染色：将晾干的血涂片置入甲基绿-派洛宁混合染液中，染色 20～25min，取出后用小水冲洗，再用吸水滤纸吸去涂片上多余水分。

（4）分化：将血涂片在纯丙酮中蘸一下，分化数秒，取出后晾干。

【结果观察】

光镜下可见含 RNA 较多的细胞质被染成红色，而富含 DNA 的细胞核则呈绿色，其中的核仁因富含 RNA 而被染成红色。

【注意事项】

染色后要用蒸馏水反复冲洗玻片，以除去多余染液。但用吸水滤纸吸除水分时注意要保证血膜处不要太干。

【实验报告】

（1）简述福尔根反应的原理。

（2）绘出 Schiff 试剂染色后的蟾蜍血细胞图并说明染色结果。

（3）绘出甲基绿-派洛宁染色后的蟾蜍血细胞图并说明染色结果。

【思考问题】

（1）为什么要用蟾蜍的血细胞做 DNA 显色反应，此实验可否利用人的红细胞标本做 DNA 显色反应？

（2）在福尔根反应中，水解时间太长或太短可能出现什么结果？

（3）福尔根反应为何只能显示 DNA？对照片的染色结果怎样？为什么？

（4）甲基绿-派洛宁染色法与福尔根反应显示 DNA 的染色原理有何不同？

（崔小华）

二、细胞内蛋白质的原位显示

【实验目的】

（1）掌握细胞内蛋白质原位显示的常用方法和基本原理。

（2）熟悉酸性蛋白和碱性蛋白在细胞内的分布。

【实验原理】

细胞中不同的蛋白质所带的酸性基团和碱性基团数量不同，在不同的 pH 条件下所带电荷也不相同。在一定生理条件下，含有较多羧基基团的蛋白质带负电荷多，为酸性蛋白；而含较多氨基基团的蛋白质带正电荷多，为碱性蛋白。因此，可用三氯乙酸处理标本去除核酸后，再用不同 pH 的固绿染液分别染色，可显示细胞内的酸性蛋白和碱性蛋白。

【实验材料、器材与试剂】

1. 材料　蟾蜍。

2. 器材　显微镜、麻醉缸、磨口瓶、解剖盘、解剖镊子、剪刀、载玻片、盖玻片、染色缸、恒温水浴箱、白纱布、擦镜纸等。

3. 试剂　乙醚、70% 乙醇溶液、5% 三氯乙酸、0.1% 酸性固绿染液、0.1% 碱性固绿染液等。

【实验内容与步骤】

1. 取材与涂片　同上述实验细胞内核酸的显示。

2. 固定　将晾干的血涂片放入 70% 乙醇溶液中固定 5min，取出后室温下晾干。

3. 抽提核酸　将已固定的血涂片放入 90℃的 5% 三氯乙酸中处理 15min，取出后用自来水反复冲洗 3min 以上，除去玻片上残留的三氯乙酸。

4. 染色　将一张血涂片放入 0.1% 酸性固绿染液中染色 5～10min，将另一张血涂片放入 0.1% 碱性固绿染液中染色 0.5～1min。取出后用小水冲去浮色，室温下晾干。

【结果观察】

光镜下可见经酸性固绿染色的标本片，细胞质和核仁部位呈现绿色，而细胞核的染色质部位不着色；说明酸性蛋白主要存在于细胞质和核仁中；而经碱性固绿染色的标本片只有细胞核的染色质部位被染成绿色，说明碱性蛋白主要存在于染色质中。

【注意事项】

（1）在抽提核酸时要注意所需的温度和时间，确保核酸去除完全。

（2）染色前用水反复冲洗玻片，确保残留的三氯乙酸去除完全，这是染色能否成功的关键。

【实验报告】

（1）简述细胞内蛋白质的原位显色原理。

（2）绘制酸性蛋白与碱性蛋白在细胞内的分布图并说明染色结果。

【思考问题】

（1）不同 pH 的固绿染液对细胞内蛋白质的着色有何影响？

（2）细胞内蛋白质显示中，如果不用三氯乙酸处理标本结果如何？

（崔小华）

三、细胞内脂类的原位显示

【实验目的】

（1）掌握细胞内脂类原位显示的常用方法。

（2）了解细胞内脂类的分布。

【实验原理】

脂类包括单纯脂、复合脂、衍生脂等，其染色方法有脂溶性染料显示法、化学显示法和特异显示法等，常用的苏丹Ⅲ染色法属于脂溶性染料显示法。苏丹Ⅲ是一种脂溶性染料，可溶于脂类物质从而使其显示橘红色。

【实验材料、器材与试剂】

1. 材料 蟾蜍。

2. 器材 显微镜、麻醉缸、磨口瓶、解剖盘、解剖镊子、剪刀、吸管、载玻片、盖玻片、白纱布、擦镜纸、吸水滤纸等。

3. 试剂 乙醚、苏丹Ⅲ染色液、甲醛钙固定液等。

【实验内容与步骤】

1. 取材 用乙醚将蟾蜍麻醉后，腹面向上置于解剖盘中，用剪刀在下腹部剪一丁字口，暴露腹腔。在卵巢或睾丸前方有分支花瓣状脂肪体，呈黄色或表面略带灰色。剪一小块放在载玻片中央。

2. 固定 用吸管吸取少量甲醛钙固定液滴于脂肪体上，固定2min。

3. 染色 用吸水滤纸将固定液吸去，滴一滴苏丹Ⅲ染色液，染色10min，加盖片，轻压盖片使组织分散，置于镜下观察。

【结果观察】

在光镜下可见圆球形脂肪细胞被染成橘红色，细胞核呈环状，偏靠细胞膜边缘。细胞外也有散在的橘红色圆形脂肪滴。

【注意事项】

（1）使用时要注意染料溶剂的选择，要求既能溶解苏丹Ⅲ染料，又不会溶解掉脂肪。

（2）脂肪块不可太大，一般约为米粒大小，以保证压片时能完全铺开。

（3）加盖玻片时应尽量避免气泡的产生。

【实验报告】

绘制观察到的脂肪细胞并标出染色结果。

【思考问题】

（1）为什么制作脂类标本通常不用石蜡切片，而用冰冻切片或铺片法？

（2）可否用水、无水乙醇或丙酮作为苏丹Ⅲ染料的溶剂？

（崔小华）

四、细胞内糖类的原位显示

【实验目的】

（1）掌握PAS反应及其基本原理。

（2）熟悉糖类在细胞内的分布。

【实验原理】

糖原（glycogen）是动物细胞内贮存能量的多糖物质，在动物的肝脏中尤为丰富。高碘酸

Schiff 试剂反应（periodic acid-Schiff reaction），简称 PAS 反应，是显示细胞中多糖最经典、最直接的细胞化学方法。其原理是利用高碘酸将糖原氧化，把葡萄糖分子中 2、3 位碳原子间的键打断，将其上的乙二醇氧化成两个游离的醛基，而游离醛基可与 Schiff 试剂发生反应形成紫红色化合物从而显示细胞中的糖原。在此显色反应中，颜色深浅与糖原的含量成正比。

【实验材料、器材与试剂】

1. 材料 小鼠。

2. 器材 显微镜、磨口瓶、解剖盘、解剖镊子、剪刀、载玻片、盖玻片、染色缸、白纱布、擦镜纸、吸水纸、石蜡切片机、恒温培养箱等。

3. 试剂 Gendre 固定液、70% 乙醇溶液、95% 乙醇溶液、100% 乙醇、蒸馏水、石蜡、二甲苯、过碘酸乙醇溶液、Schiff 试剂、亚硫酸、Harris 苏木精染液、树胶、火棉胶等。

【实验内容与步骤】

1. 取材 用颈椎脱臼法处死小鼠，迅速解剖取 1～2mm^3 的肝组织块，放入装有 Gendre 固定液的磨口瓶中，置 4℃冰箱内 24h。

2. 包埋 经 70%、95%、100% 乙醇依次脱水后，用二甲苯透明，进行石蜡包埋。

3. 切片 切片机切 6μm 厚切片，用 70% 乙醇溶液展片，将蜡片贴于涂有蛋白胶的载玻片上，室温下晾干或 37℃恒温培养箱烘干。

4. 染色 将切片放入二甲苯缸中 2 次，每次 3min 进行脱蜡，然后放入 100% 乙醇中，再放入含 1% 火棉胶的 100% 乙醇中，直接放入 70% 乙醇溶液，每级各 1min。然后再放入过碘酸乙醇溶液中处理 5～15min，用 70% 乙醇溶液漂洗后浸入 Schiff 试剂乙醇溶液中染色 15～30min。

5. 冲洗 取出切片用亚硫酸水洗 3 次，再用流水冲洗 3～5min，再经蒸馏水冲洗后，用 Harris 苏木精染液复染 20～30s。

6. 封片 依次经 95%、100% 乙醇脱水各 2 次。二甲苯透明后，树胶封片。

【结果观察】

光镜下可见肝细胞呈多角形，中央有 1～2 个染成蓝色的圆形细胞核，细胞质中可见许多紫红色小颗粒，为着色后的肝糖原。

【注意事项】

（1）各级乙醇脱水、二甲苯透明要按次序进行，不要搞混。

（2）Harris 苏木精复染时间不能太长。

【实验报告】

（1）简述 PAS 反应的原理。

（2）简述小鼠肝细胞内糖原显示的一般步骤。

【思考问题】

制作石蜡切片时反复用乙醇、二甲苯处理的作用是什么？

（崔小华）

实验六 细胞的分裂活动

细胞是生命活动的基本结构和功能单位。细胞的分裂方式主要包括无丝分裂、有丝分裂和减数分裂三种。有丝分裂是真核细胞的主要增殖方式，减数分裂则是产生有性生殖过程中生殖细胞即配子的方式。同时，动、植物细胞有丝分裂各个时期的特点亦不尽相同。因此，掌握有丝分裂和减数分裂的过程和各个时期的形态特征，以及动、植物细胞在有丝分裂过程中的差异性，对理解细胞分裂活动意义重大。本实验主要内容包括无丝分裂与有丝分裂活动标本观察和动物细胞的减数分裂活动标本观察。

一、无丝分裂与有丝分裂活动标本观察

【实验目的】

（1）掌握真核细胞有丝分裂过程及各期的形态特征。

（2）熟悉动、植物细胞有丝分裂的区别。

（3）了解无丝分裂、有丝分裂的区别及生物学意义。

【实验原理】

无丝分裂（amitosis）是低等生物增殖的主要方式，由于其过程简单而迅速，没有染色体（chromosome）组装、纺锤体（spindle）形成等一系列变化，故又称直接分裂（direct division）。在高等动物体内可发生在某些迅速增殖的细胞、体外培养细胞、创伤修复、病理性代偿组织中。

有丝分裂（mitosis）是高等生物体细胞增殖的主要方式，分裂过程中形成有丝分裂器（mitotic apparatus），从而确保复制后的遗传物质平均分配到子细胞中。根据形态学变化，可以将整个有丝分裂过程分为间期和分裂期两部分，其中，分裂期又分为前期（prophase）、中期（metaphase）、后期（anaphase）和末期（telophase）四个时期。洋葱根尖细胞和马蛔虫受精卵细胞有丝分裂指数较高，是观察细胞有丝分裂、对比动植物细胞有丝分裂区别的良好材料。

【实验材料、器材与试剂】

1. 材料 洋葱根尖、洋葱根尖纵切片、马蛔虫子宫切片、草履虫无丝分裂装片等。

2. 器材 显微镜、载玻片、盖玻片、吸管、小镊子、吸水纸、小培养皿等。

3. 试剂 0.5% 龙胆紫染液、10% HCl、蒸馏水、Carnoy 固定液（甲醇：冰醋酸 =3 ：1）、70% 乙醇溶液等。

【实验内容与步骤】

洋葱根尖细胞有丝分裂标本制备

（1）取培养好的洋葱，用刀片切取根尖部 0.2cm，置于 Carnoy 固定液中，固定 2h 以上，然后保存在 70% 乙醇溶液中。

（2）取出固定好的洋葱根尖，放入有蒸馏水的小培养皿中清洗，然后放入 10% HCl 的小培养皿中，软化约 10min。

（3）待洋葱根尖发白变软时取出，放入有蒸馏水的小培养皿中，用水冲洗 2～3 次，取出后用吸水纸吸干多余的水分。

（4）将根尖放在洁净的载玻片上，用小镊子压碎，滴 1～2 滴 0.5% 龙胆紫染液，染色 3～5min。

（5）用吸管吸水冲洗标本，洗去多余染液。

（6）盖上盖玻片，然后用大拇指将标本压成一薄层，镜下观察。

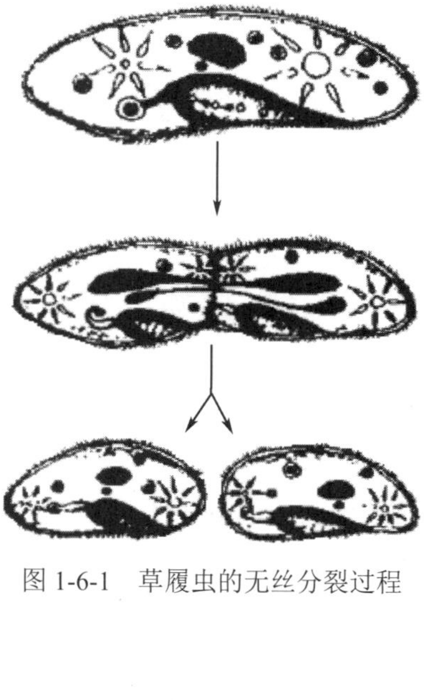

图 1-6-1　草履虫的无丝分裂过程

【结果观察】

1. 草履虫无丝分裂 显微镜下可清楚看到，无丝分裂过程中并无染色体和纺锤丝的形成，仅是细胞核向两极伸长呈哑铃形，胞体也随之延伸，中间出现横缢，最终分裂为两个子细胞（图 1-6-1）。

2. 洋葱根尖细胞有丝分裂 取洋葱（onion）根尖纵切片标本在低倍镜下观察，从尖端向上，幼根（radicle）由三个区域构成（图 1-6-2，彩图 7）。根冠（root cap）为根的最前端，覆盖着生长点，具有保护作用；生长区（growing region）细胞呈方形，位于根冠之后，此部分细胞生长旺盛，细胞分裂主要

在此区进行；延长区（region of elongation）细胞呈长方形，位于生长区之后，此部分细胞多已衰老。移动标本找到生长区部分，然后换用高倍镜，仔细观察区别处于各分裂期的细胞（图 1-6-3，彩图 8）。

（1）前期：核膨大，核内先形成染色质的细微颗粒，然后出现细丝状结构，最后形成染色体，核仁、核膜消失（彩图 9）。

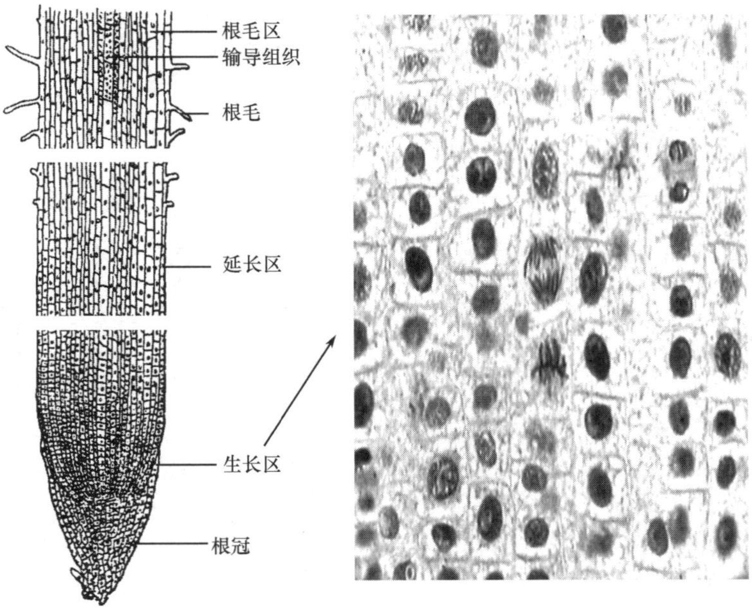

图 1-6-2　洋葱根尖的纵切面

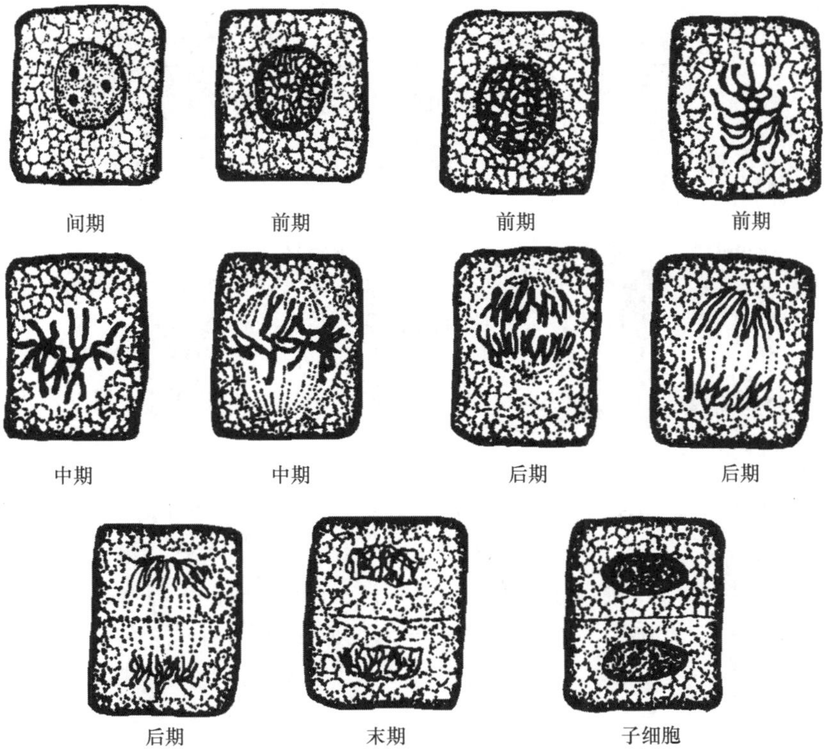

图 1-6-3　洋葱根尖细胞的有丝分裂过程

（2）中期：染色体移向细胞中央，分布于赤道面上，染色体纵裂数目加倍，但尚未分离。从标本上看中期赤道面均为斜向排列，染色体不规则地排列于赤道面的两侧（彩图 10）。

（3）后期：染色体分成两组，逐渐向细胞两极移动，中间有纺锤丝相连（彩图 11）。

（4）末期：染色体移到细胞两端后，染色体解螺旋变成染色质，核膜、核仁出现，形成两个新核，纺锤丝开始消失，在两个核之间出现细胞板，将细胞分成两个子细胞（彩图 12）。

3. 马蛔虫受精卵细胞有丝分裂 取马蛔虫子宫切片在低倍镜下观察，可见子宫周边为子宫壁，壁内为子宫腔，腔内有许多处在不同发育阶段的圆形受精卵（zygote）细胞（彩图 13），每个受精卵细胞的周围都有一层厚而染色淡的受精卵膜，亦称卵壳，受精卵细胞在卵壳内分裂。此壳只在发育早期和细胞膜紧密相接，较晚期由于分裂球收缩，卵壳与分裂球之间形成明显的界限。选择处于有丝分裂期的受精卵细胞，转换高倍镜，仔细观察各个时期的图像（图 1-6-4）。

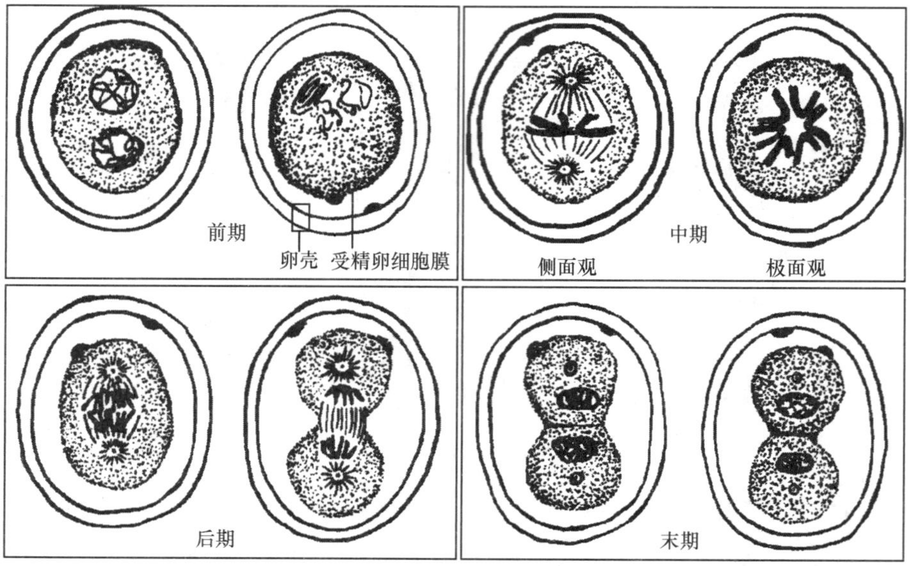

图 1-6-4　马蛔虫受精卵细胞的有丝分裂过程

（1）前期：核仁首先消失，染色质先变成纤细染色丝，再缩短变粗，形成一定数目的染色体，切片中可看到在卵细胞中散乱排列的染色体，然后核膜也消失（彩图 14）。

（2）中期：染色体集中于纺锤体中央，排列形成赤道板，从侧面看，可看到染色体成一条直线，若从纺锤体的两极看，染色体排列成星状，数目为 6 条。在此期染色体要纵裂一次，但着丝粒尚未断开。此期的侧面观中，可明显看到与染色体垂直的两极各有一个中心粒，与纺锤丝相连（彩图 15）。

（3）后期：着丝粒纵裂，染色体分为相等的两组，在纺锤丝的牵引下移向两极，同时细胞膜在赤道处有凹陷产生，并逐渐加深（彩图 16）。

（4）末期：移向两极的染色体解旋，又形成疏散的染色质，新的核膜、核仁出现，纺锤丝的星射线消失，细胞膜的凹陷越来越深，最终横缢为两个子细胞（彩图 17）。

【注意事项】

（1）制作洋葱根尖压片时，清除 HCl 时要冲洗充分，但动作要求轻柔，以免外力破坏根尖结构。

（2）指压洋葱根尖时要垂直下压，禁止搓动，要求根尖被压的薄而均匀，这样才能使细胞分散开，便于观察。

【实验报告】

绘出高倍镜下洋葱根尖细胞、马蛔虫受精卵细胞有丝分裂各期的形态图。

【思考问题】

（1）动、植物细胞有丝分裂有何区别？

（2）实验中观察到的洋葱根尖细胞和马蛔虫受精卵细胞各有多少条染色体？

（3）无丝分裂与有丝分裂有何区别？

（4）还可以设计用哪些动植物细胞来观察细胞的分裂活动？

（师如意）

二、动物细胞的减数分裂活动标本观察

【实验目的】

（1）掌握动物生殖细胞减数分裂的过程及各期的特点。

（2）了解有丝分裂与减数分裂的主要区别。

【实验原理】

减数分裂（meiosis）是有性生殖个体生殖细胞形成过程中特有的细胞分裂方式，包括两次连续的分裂过程，第一次分裂前染色体需要复制，而第二次不再进行复制，故分裂的结果是染色体数目减少一半，形成四个只含有单倍数染色体的子细胞。第一次分裂比较复杂，根据染色体的行为变化，前期Ⅰ可以分为细线期（leptotene stage）、偶线期（zygotene stage）、粗线期（pachytene stage）、双线期（diplotene stage）和终变期（diakinesis）共五个阶段，然后依次进入中期Ⅰ、后期Ⅰ和末期Ⅰ。第一次减数分裂后紧接着进行第二次减数分裂，有时两次分裂的间期很短，不易观察到。经中期Ⅱ、后期Ⅱ和末期Ⅱ完成第二次分裂，其特征与一般有丝分裂相同。

减数分裂发生在性细胞形成过程中，雄性动物在性成熟后，生殖细胞总是分批分期相继不断地成熟。因此，对动物的睾丸（testis）或精巢（spermary）进行一定的技术处理，可以获得减数分裂过程中各期的染色体标本。

【实验材料、器材与试剂】

1. 材料 蝗虫精巢的固定材料、25g 左右小鼠。

2. 器材 离心机、解剖刀、眼科剪、尖头镊子、试管架、离心管、滴管、量杯、注射器、酒精灯、载玻片、盖玻片、吸水滤纸、小培养皿、显微镜等。

3. 试剂 0.1% 秋水仙碱溶液、2% 枸橼酸钠缓冲液、0.075mol/L KCl 溶液、Giemsa 染液、Carnoy 固定液、60% 乙酸溶液、70% 乙醇溶液、改良苯酚品红染液等。

【实验内容与步骤】

1. 蝗虫精巢生殖细胞减数分裂标本制备

（1）取材：采集成熟的雄蝗虫，在翅基部后方沿腹部背中线剪开体壁，可见两个黄色团块，即为精巢。将精巢取出放在小培养皿中。

（2）固定：在小培养皿中加入新配制的 Carnoy 固定液，用镊子除去黄色脂肪体，使精细管散开。固定数小时后，移入 70% 乙醇溶液中保存备用。

（3）染色：用镊子夹取 1～2 条经固定的精细管小段，置于小培养皿中，用刀片剥离，并将精细管切成数段，加一滴改良的苯酚品红染液，染色 30min。

（4）压片：将材料置于载玻片上，加上盖玻片，吸水滤纸吸去多余染液，用拇指挤压盖玻片，直至精细管完全压碎为止。

2. 小鼠精巢生殖细胞减数分裂标本制备

（1）取性成熟的雄性小鼠，处死前 3～4h 经腹腔注入秋水仙碱溶液（1μg/kg 体重）。

（2）用颈椎脱臼法处死小鼠，剖开腹腔取出白色椭圆形睾丸，放入盛有 2% 枸橼酸钠缓冲液的小培养皿中，洗去血液，用眼科剪和尖头镊子剥离包在睾丸外层的白膜，可见脂肪和结缔组织包绕的精细小管，将其移入 5mL 离心管内。

（3）加 0.075mol/L KCl 溶液 4mL，用滴管吹打混匀，置 37℃水浴箱中低渗处理 30min。

（4）加入新配制的 Carnoy 固定液 1mL，轻轻混匀进行预固定，以 1000r/min 离心 10min，弃

上清液。

（5）加入 Carnoy 固定液 5mL，用滴管轻轻吹打细胞团使细胞悬浮均匀，静置固定 20min，离心弃上清液。

（6）加 60% 乙酸溶液 1mL，吹打均匀，软化 2min，待大部分精细小管已软化成混浊状，加 Carnoy 固定液 4mL，用滴管反复吹打后静置 1min。

（7）吸上清液入另一离心管内，弃去管底线状、膜状组织，离心弃上清液，加入 Carnoy 固定液 0.5mL，用滴管反复吹打制成细胞悬液。

（8）取一张经冰水预冷的载玻片，吸取细胞悬液在距玻片 20～30cm 的高度滴 1～2 滴于载玻片上，轻吹液滴后立即在酒精灯火焰上微烤，将载玻片倾斜放置晾干。

（9）用 Giemsa 染液染色 10min，用水洗去多余染液，晾干待检。

【结果观察】

1. 精巢切片的观察 先用低倍镜观察蝗虫精巢的切片标本，镜下可见许多圆形或椭圆形结构，此即生精小管（seminiferous tubule）（彩图 18）。生精小管内的精巢生发上皮即为精原细胞（spermatogonium），呈圆形或卵圆形，核大色深，染色质成团状，细胞膜和细胞质染色很浅。从生精小管中寻找染色较深、处于分裂状态的细胞，细胞内可见浓染的条状染色体。切片中不同分裂时期的细胞成群分布在精细管中的不同部位，先在低倍镜下寻找各分裂期细胞群，再转换高倍镜对照图片仔细观察（图 1-6-5）。

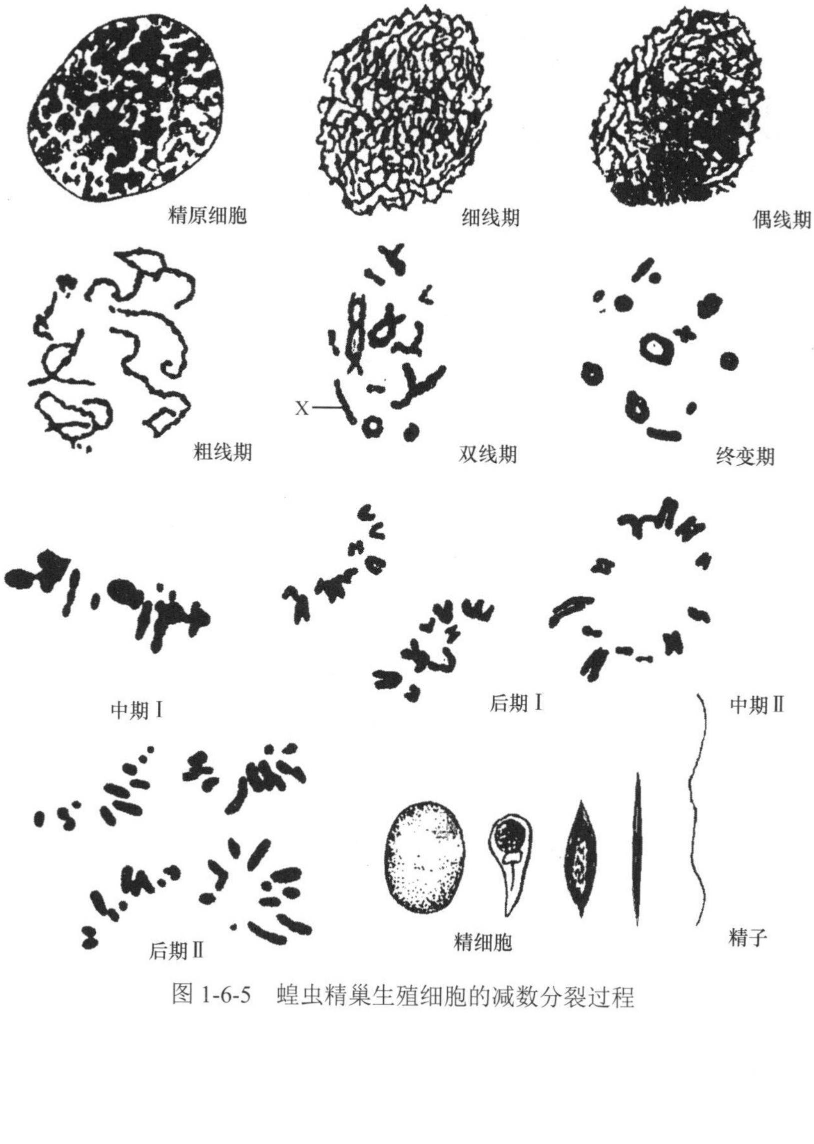

图 1-6-5 蝗虫精巢生殖细胞的减数分裂过程

（1）前期Ⅰ：此期精原细胞膨大形成初级精母细胞（primary spermatocyte）。

1）细线期：分裂开始时，细胞核体积变大，染色质浓缩为细长的线状，缠绕成团，其上可看到许多染色粒（chromomere），这是染色丝局部螺旋致密的部分（彩图 19）。

2）偶线期：染色体仍呈线状，但较细线期稍为粗大稀疏。同源染色体在此期开始配对，即联会，每对染色体为二价体（bivalent）（彩图 20）。

3）粗线期：染色体缩短变粗成带状，整个核中染色体更为稀疏，有时可见非姐妹染色单体（non-sister chromatid）间有交叉现象。同源染色体（homologous chromosome）互换，形成了四分体（tetrad）（彩图 21）。

4）双线期：染色体变得更加短粗，螺旋化形成短的枝状或棒状结构，同源染色体之间有明显的不规则交叉现象（彩图 22）。

5）终变期：染色体螺旋化达最高程度，形成圆环状、粒状或十字状等结构，核仁、核膜消失（彩图 22）。

（2）中期Ⅰ：染色体排列在赤道面上，形成赤道板（equatorial plate）；同源染色体的着丝粒分别与两端的纺锤丝（spindle fiber）相连，形成纺锤体（spindle）（彩图 23）。

（3）后期Ⅰ：同源染色体在纺锤丝的牵引下分别向两极移动。其中一组为 11 条染色体，另一组为 12 条染色体。一极为 12 个二分体（diad），另一极为 11 个二分体（彩图 24）。

（4）末期Ⅰ：移到两极的染色体聚集在一起，解螺旋恢复为染色质状态，核膜、核仁重新出现，细胞膜缢缩，最后形成两个子细胞。

第一次分裂结束后，每个初级精母细胞形成两个次级精母细胞（secondary spermatocyte），经短暂的间期或不经间期就直接进入了第二次减数分裂，此期染色体不再进行复制（彩图 25）。

前期Ⅱ至末期Ⅱ与一般有丝分裂相同，结果每个次级精母细胞就形成了两个精细胞（彩图 26），呈均匀深染的圆形结构，然后经过一系列形态的变化，先由圆形变为纺锤形，最后形成两个成熟的精子（sperm）（彩图 27），一个二分体通过着丝粒的复制和分离变为两个单分体（monad）细胞，染色体数仍为 11 条或 12 条。

2. 小鼠精巢细胞减数分裂　在显微镜下观察处于减数分裂Ⅰ和减数分裂Ⅱ的分裂象，重点观察精原细胞和处于前期Ⅰ的初级精母细胞。

【实验报告】

绘出高倍镜下蝗虫和小鼠精巢细胞减数分裂各期形态图。

【思考问题】

（1）减数分裂与有丝分裂的意义是什么？二者过程有何区别？

（2）第一次减数分裂前期染色体的形态学变化具有什么生物学意义？

（3）比较蝗虫和小鼠精巢细胞减数分裂过程，在镜下观察有何差别？

（师如意）

实验七　细胞培养技术

【实验目的】

（1）了解原代细胞培养的原理及操作步骤。

（2）掌握传代细胞保存和培养的原理及操作步骤。

（3）熟悉并掌握细胞培养中取材、消化和无菌操作等实验技术。

【实验原理】

从直接取自生物体细胞、组织和器官开始的培养称为原代培养（primary culture）。首次成功的传代培养之前的培养可以认为是原代培养。将细胞从一个培养瓶转移或移植到另一个培养瓶即称为传代或传代培养（secondary culture）。原代培养可分为组织块培养和分散细胞培养。

原代细胞培养的方法很多，包括组织块法和消化法。①组织块法是取刚刚离体的、有生长活力的组织作为实验材料，剪成碎块接种在培养瓶中，加入培养基进行培养。组织块法操作过程简便、易行，培养的细胞较易存活，在对一些来源有限、数量较少的组织进行原代培养时，选择该法尤为合适。②消化法是将组织碎块用蛋白水解酶（胰蛋白酶和胶原酶）消化，或用金属离子螯合剂 EDTA 去除细胞相互黏着所依赖的 Ca^{2+} 和 Mg^{2+}，轻轻吹打使之分散成为单细胞，然后加入适量的培养液培养。

当细胞增殖达到一定密度后，为了使细胞株持续生长、繁殖，细胞必须进行传代。将培养的细胞使用消化酶消化分散，以 1 ∶ 2 至 1 ∶ 4 的比例分别至另外的容器中继续进行培养。

体外培养的细胞若暂时不需要传代，可以对细胞加以冻存作为保存。细胞冻存可以减少培养液等试剂消耗，同时也避免细胞在体外传代次数过多。在细胞冻存时，常向培养基中加入适量的二甲基亚砜（DMSO）或甘油，这是两种对细胞无毒性的物质，比较容易穿透进入细胞，使得细胞内冰点下降并提高细胞膜对水的通透性，采用缓慢冷冻的方法，可以使细胞内水分逐步渗透出细胞外，避免了在细胞内形成大量冰晶，影响细胞活性。

冻存的细胞从液氮中取出复苏，采用快速融化的方法。可以使细胞外结晶在很短时间内融化，避免由于缓慢融化使水分渗入细胞重新结晶对细胞造成损伤。

【实验材料、器材与试剂】

1. 材料 新生 1～3 日大鼠、293T 细胞系。

2. 器材 CO_2 培养箱、超净工作台、倒置显微镜、低速离心机、眼科剪、细胞培养瓶、培养皿、细胞计数板、移液器、弯头吸管、离心管、小烧杯、冻存管、酒精灯、记号笔、废液缸、封口膜、液氮贮藏罐等。

3. 试剂 DMEM 培养基（含 10% 胎牛血清），0.25% 胰蛋白酶消化液，PBS 缓冲液（pH 7.2），D-Hank's 液，10000U/mL 青、链霉素双抗溶液，75% 乙醇溶液，DMSO，细胞冻存液等。

【实验内容与步骤】

1. 组织块法培养原代肝脏细胞

（1）用断头法处死新生乳鼠，然后将乳鼠在装有 75% 乙醇溶液的小烧杯中浸泡 2～3s。在超净工作台中，用眼科剪打开腹腔，取出肝组织，置于培养皿中。

（2）用 D-Hank's 液清洗组织，然后用眼科剪将组织块剪碎为 1～2mm³ 的细碎小块，滴加含有 10% 胎牛血清的细胞培养基，保持组织湿润。

（3）由于原代培养到进行传代时间较长，考虑到霉菌、细菌污染导致的损耗，所以最初接种使用体积较小的培养容器，组织块数量多些。用弯头吸管将组织块在培养瓶底部壁上均匀摆放，每小块相距 0.5cm 左右，每瓶放置 20～25 块（图 1-7-1）。

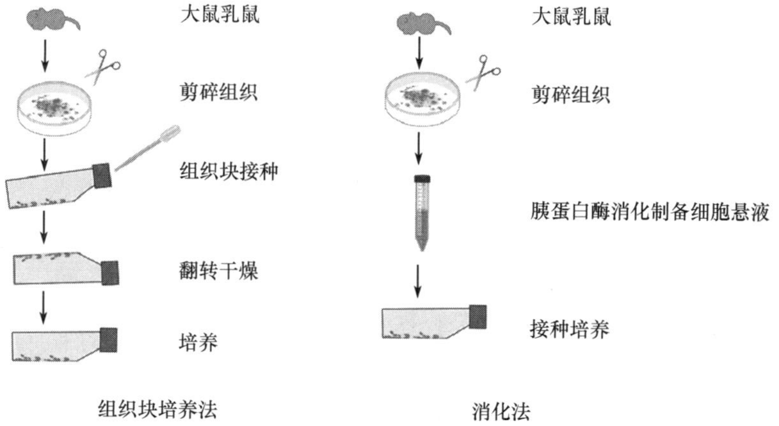

图 1-7-1　原代细胞培养示意图

（4）轻轻将培养瓶翻转，瓶底朝上，用移液器加入1～2mL细胞培养基（含10%胎牛血清）。拧上瓶盖，在37℃细胞培养箱静置1～2h，待组织块略干燥能牢固贴附于瓶壁上后，缓慢翻转培养瓶，加入约3mL细胞培养基（注意培养基需要覆盖组织块，但不要使组织块漂浮起来），然后将瓶盖调整至略微松弛状态，继续置37℃细胞培养箱静置培养。

（5）细胞接种后第2天倒置显微镜下观察，细胞贴壁并开始生长。培养24h后，倒置显微镜下可观察到少量的细胞从组织块周围游离出来；培养48h后，可见细胞放射状排列于组织块的周围，这些细胞的细胞核较大，胞质内容物较少，透明度高，彼此间排列紧密。靠近组织块的细胞胞体较小，圆形，离组织块较远的区域可见有多角形的细胞，体积较大。

（6）如细胞无污染且生长良好，可见培养液颜色由原来的红色逐渐变黄。可每2～3天更换一次细胞培养基，每次更换量为5mL。10～15天后可长成致密单层细胞。

2. 消化法培养原代肝脏细胞

（1）用断头法处死新生乳鼠，在超净工作台中，取出肝组织，用D-Hank's液清洗3次，置于培养皿中。

（2）用眼科剪将组织块剪碎为1～2mm^{3}的细碎小块，滴加含有10%胎牛血清的细胞培养基，保持组织湿润。

（3）加入30～50倍组织体积的预热至37℃的胰蛋白酶消化液消化，时间为10～20min，每5min摇动一次。

（4）在消化过程中，可吸取少量消化液在倒置显微镜下观察，当组织已经分散成小的细胞团或单个细胞时，即可终止反应。

（5）800～1000r/min离心5min，移除含有胰蛋白酶的上清液。加入10mL含有10%胎牛血清的细胞培养基，轻轻吹打使细胞均匀分散。

（6）将细胞放置入37℃，CO_2培养箱中培养（图1-7-1）。

3. 传代细胞的培养

（1）当培养细胞占培养容器平面80%～90%时，即可传代培养。将293T细胞从CO_2培养箱中取出，在倒置显微镜下观察细胞形态，确定细胞是否需要传代及细胞需要稀释的倍数。

（2）在超净工作台中倒去细胞培养瓶中旧的培养液，然后加入5mL左右室温的PBS缓冲液，轻轻摇动培养瓶，清洗残留血清和细胞碎片，随后将PBS缓冲液倒出。

（3）向培养瓶中加入1mL的0.25%胰蛋白酶消化液，覆盖所有细胞，在室温静置3min左右。其间在显微镜下观察，当细胞间隙增大，细胞回缩接近球形，加入5mL完全培养基终止消化。

（4）反复轻轻吹打消化好的细胞使其脱离培养瓶壁，形成分散的细胞悬液为止。

（5）取一滴细胞悬液用细胞计数板计数，根据细胞数量分装到2瓶或多瓶培养瓶中，每个培养瓶补齐至5mL培养液。可根据情况选择加入青、链霉素双抗溶液（100×），拧紧瓶盖再回转半圈。瓶上用记号笔标记传代日期和细胞名称。

（6）将培养瓶水平放置于CO_2培养箱，37℃培养。2h后，倒置显微镜下观察，细胞开始贴壁。在传代后2～4天，可根据细胞生长情况再次传代。

4. 细胞的复苏、冻存和运输　细胞系（株）和非连续使用细胞可长期保存，并保持活性，需要时应用。哺乳动物细胞可冻存数日，甚至数年，不需经常传代和换液，且减少污染或其他不利影响。影响冻存细胞活性的因素有细胞冻存液、细胞悬液的冻结速度、保存温度、复苏等。

（1）细胞冻存方法（适用于原始组织、原代细胞和细胞系）

1）将细胞用0.25%胰蛋白酶消化液消化分散后，用完全培养基终止消化，并吹打均匀制备成细胞悬液。

2）离心机室温1200r/min离心3min，移液器吸走上清液，收集细胞沉淀。

3）在冻存管中加入配制好的冻存液细胞悬液，按照每支冻存管（3～5）×10^{6}个细胞冻存。拧紧螺口盖，封口膜封口，记号笔做好标记。冻存液为原来所用的培养液（如DMEM）中加10%

血清和 5%～10% 的 DMSO。

4）冻存管进入液氮前应有一个逐渐降温的过程，可在 4℃、–20℃和 –80℃冰箱依次放置降温，最后投入液氮贮藏罐中长期保存。

（2）细胞复苏方法（适用于原代细胞和细胞系）

1）冻存细胞复苏时，将冻存管置于 37℃水浴，充分轻轻摇动使其急速融化，过程在 30s～1min 内完成。

2）将细胞悬液低速离心（800～1000r/min），移液器去除上清液中的冻存液，加入原先使用的完全培养液。

3）吸取细胞悬液接种于细胞培养瓶，补齐培养基至 5mL，在 37℃细胞培养箱中培养。

（3）细胞运输方法：细胞培养物用液氮和干冰贮存运输，须有特殊容器，保存效果好。但大多数细胞培养物可不必冷藏保存。短距离运输时，可装于隔热容器内（通常使用冰盒）运至目的地，仍可保持其活性。

【结果观察】

（1）组织块法培养原代细胞。在细胞培养 24h 后，可见少量细胞从组织块游离出来。培养 48h 后，可见大量细胞呈放射状排列在组织块周围。靠近组织块的肝细胞体积较小、较圆，离组织块远的细胞体积较大、呈多角形，有些细胞形态近似圆形与多角形之间。

（2）传代细胞培养，用倒置显微镜观察细胞的生长情况。当培养的贴壁细胞占瓶壁的 80%～90% 时，即可进行传代。刚接种于培养瓶的细胞呈圆形，悬浮于培养液中。2h 后逐渐开始贴壁，8h 左右即可贴壁生长。

【注意事项】

（1）细胞培养需在无菌环境下进行，注意实验室清洁和卫生，全程无菌操作。每项操作前手套及器皿表面需用 75% 乙醇溶液消毒，穿着实验服、佩戴手套和口罩，以免细菌、病毒和其他污染物的污染。

（2）细胞培养各步骤操作动作需轻柔，避免损伤细胞。

（3）细胞培养基、胎牛血清和 PBS 缓冲液等试剂在使用前应放置至室温再使用。

（4）在细胞培养过程中，每天需要观察细胞状态，以便及时分析可能出现的问题。

【实验报告】

（1）写出原代细胞培养和传代细胞培养的基本过程。

（2）绘制在显微镜下所观察到的传代细胞生长过程中形态变化特点。

【思考问题】

（1）在体外细胞培养时应该注意的事项有哪些？

（2）什么叫传代细胞培养？为什么要进行传代培养？

（殷丽天）

实验八　细胞检测技术

一、细胞融合实验技术

【实验目的】

（1）掌握细胞融合的概念和聚乙二醇诱导细胞融合的基本原理和方法。

（2）掌握细胞融合技术及对融合细胞的识别。

【实验原理】

细胞融合（cell fusion）又称体细胞杂交，是指在自然或人工条件下，两个或两个以上的细胞合并形成一个细胞的过程。融合后的细胞可以继承融合前细胞的遗传物质和功能，具有新的生物学特性。该技术始于 20 世纪 50 年代，60 年代以后作为一门新兴技术发展较快，应用范围很广，在研究细胞遗传、基因定位、细胞工程、细胞免疫及肿瘤的诊断和治疗中有着广泛的应用前景。

现广泛应用人工方法诱导细胞融合，包括物理、化学或生物方法。常用的生物促融剂有灭活的仙台病毒和鸡新城疫病毒。化学促融剂有聚乙二醇（polyethylene glycol，PEG）或血卵磷脂等。20 世纪 80 年代以来又发展起了电脉冲诱导细胞融合技术和激光融合技术及空间融合技术等。

PEG 是应用最广泛的化学促融剂，PEG 可与水分子借氢键结合，在高浓度的 PEG 溶液中自由水消失，导致细胞脱水而发生质膜结构的变化，引起细胞融合。在人工条件下的细胞融合过程中，首先是在诱导物的作用下出现细胞凝集现象。相互接触的细胞膜之间融合，继之细胞质融合，形成双核或多核细胞。最后经过有丝分裂，形成一个大的融合细胞。

【实验材料、器材与试剂】

1. 材料　成年鸡。

2. 器材　光学显微镜、注射器、恒温水浴箱、离心机、10mL 刻度离心管、试管架、吸管、酒精灯、废液缸、载玻片、盖玻片、吸水纸等。

3. 试剂　Hank's 液（pH 7.4）、三蒸水、0.5% 酚红溶液、Alsever 液、0.85%NaCl 溶液、50% PEG 溶液。

【实验内容与步骤】

（1）在鸡翼下静脉采血，抽取数量随需要而定。抽血时，先将针与针筒用 Alsever 液湿润。如取 5mL 血液，则注入 20mL Alsever 液瓶内，使血液与 Alsever 液的比例为 1 ∶ 4，存放在 4℃冰箱内备用（1 周内使用）。

（2）取储备的鸡血细胞液 1mL，加入 4mL 0.85%NaCl 溶液，1200r/min 离心 5min，弃上清液后，吸取 1mL 红细胞沉淀加入 9mL 生理盐水制成 10% 的细胞悬液。

（3）取 1mL 10% 鸡红细胞悬液，放入离心管中，再加入 5mL Hank's 液混匀，然后以 1000r/min 离心 5min。弃上清液，用手指轻弹离心管底壁，使红细胞团松散。

（4）取 50% PEG 溶液 0.5mL，沿离心管壁慢慢逐滴加入，在 1min 内滴加到鸡红细胞悬液中，边加边摇动，使其充分混匀，然后静置 1min。上述过程在 37℃水浴中进行。

（5）缓慢滴加 9mL Hank's 液终止 PEG 的作用，于 37℃水浴中静置 5min。

（6）离心弃上清液后，加入少量 Hank's 液混匀，取少量细胞悬液制成临时装片。

【结果观察】

在显微镜下观察细胞融合情况，并计算融合率，公式如下：

细胞融合率 =（融合的细胞核数 / 总细胞核数）×100%

融合率是指在显微镜视野内，已发生融合的细胞的细胞核的总数与此视野内所有细胞（已融合细胞和未融合细胞）的细胞核总数之比。通常以百分数表示。计数时应测定多个视野，再计算其平均值。

【注意事项】

（1）PEG 的融合效率与 PEG 分子量和使用浓度有关。PEG 分子量为 1000～4000，使用浓度 50%（*W*/*V*）时效果最佳，浓度过高则有毒性。

（2）滴加 50% PEG 溶液时，一滴一滴缓慢加入，并用手指弹打管壁。目的在于提高细胞间的融合率。

（3）镜检时注意区别融合细胞与重叠的鸡红细胞。

【实验报告】

（1）观察标本、计算细胞融合率，将结果写在实验报告纸上。

（2）绘图表示所观察到的融合细胞。

【思考问题】

（1）细胞融合的概念和 PEG 诱导细胞融合的基本原理是什么？

（2）细胞融合的主要步骤有哪些？

（3）如何计算细胞融合率？

（宋少娟）

二、染色体超前凝聚的诱导和观察

【实验目的】

（1）了解染色体超前凝聚的诱导原理和操作过程。

（2）熟悉 G_1、S、G_2 期细胞超前凝聚染色体的形态特点。

【实验原理】

细胞周期的间期，遗传物质是以染色质形式存在的，在进入分裂期（M 期）后，染色质会发生凝聚逐渐形成光镜下可见的具有一定形态和结构的染色体。这一现象的发生是因为 M 期的细胞中存在着能促进染色体凝聚的因子——M 期促进因子（M-phase promoting factor，MPF），该因子能诱导间期细胞核膜破裂，染色体凝聚。研究发现，当通过细胞杂交方法使 M 期细胞与间期细胞融合时，会诱导间期细胞的染色体发生凝聚（图 1-8-1），称之为早熟染色体凝聚（premature chromosome condensation，PCC），此种染色体则称为超前凝聚染色体。除细胞融合方法外，利用化合物 Calyculin A 处理非分裂细胞，也可诱导染色体凝聚而获得超前凝聚染色体。

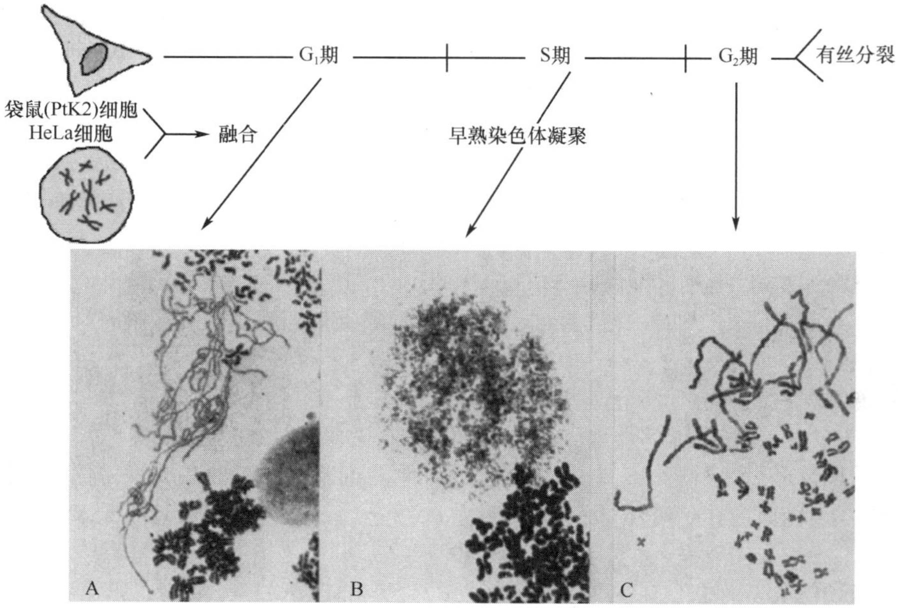

图 1-8-1　M 期 HeLa 细胞分别与 G_1、S 和 G_2 期袋鼠肾脏上皮细胞（PtK2）融合诱导 PCC

A. M 期细胞与 G_1 期细胞融合；B. M 期细胞与 S 期细胞融合；C. M 期细胞与 G_2 期细胞融合

PCC 技术是一种快速细胞遗传学技术，此技术无需诱导靶细胞的 M 期阻滞，可以在非分裂细胞中引起早期染色体凝聚，从而进行细胞周期的分析、染色体细微结构的研究以及有害的理化因子致染色体损伤效应等方面的研究，已被应用于放射线生物学、癌症研究与诊断、遗传疾病诊断和环境毒理学等领域。

【实验材料、器材与试剂】

1. 材料　HCT116 细胞。

2. 器材 显微镜、离心机、水浴箱、吹风机、离心管、针头注射器、试管架、染色缸、载玻片、酒精灯、吸管等。

3. 试剂 50% 聚乙二醇（PEG）溶液、Hank's 液、RPMI-1640 培养液、胎牛血清、10μg/mL 秋水仙碱、0.075mol/L KCl 低渗液、PBS 缓冲液、Carnoy 固定液、Giemsa 染液、0.25% 胰蛋白酶溶液等。

【实验内容与步骤】

1. 分裂期（M 期）细胞的准备

（1）细胞 M 期阻断：将 HCT116 细胞接种到大培养方瓶中，用含 10% 胎牛血清的 RPMI-1640 培养液常规培养细胞，在细胞进入对数生长期时加入秋水仙碱，使最终浓度为 0.05μg/mL，继续培养 3～4h，使大量的细胞被阻断于 M 期。

（2）细胞收集：以平行于细胞生长面的方向轻轻振摇培养瓶，让球形的 M 期细胞脱离培养瓶壁并悬浮在培养液中。将含有 M 期细胞的培养液转移至 10mL 离心管中，以 1000r/min 离心 5min，弃去上清液，并加入 5mL Hank's 液轻轻吹打形成细胞悬液，备用。

2. 间期（Ⅰ期）细胞的准备 另取一瓶处于对数生长期的 HCT116 细胞，弃去上清液，用 0.25% 胰蛋白酶溶液消化 2～3min，随后弃去消化液。加入 5mL Hank's 液，并用吸管轻轻吹打形成单细胞悬液，备用。

3. 细胞融合

（1）细胞融合的诱导：将上述制备的细胞悬液混合在一个离心管中，1000r/min 离心 5min 后去除上清液。用手指轻弹离心管底部使细胞团分散，逐滴加入预温 37℃的 50% PEG 1mL，边加边轻轻振荡离心管使其混匀。迅速用 5mL Hank's 液冲洗，以终止 PEG 作用，然后在 37℃水浴中静置 5min，1000r/min 离心 5min，弃去上清液；再加 5mL Hank's 液洗涤一次，以充分除去 PEG。

（2）超前凝聚染色体的形成：加入 2mL 含血清的 RPMI-1640 培养液，并逐滴加入秋水仙碱使终浓度为 0.04μg/mL，用吸管轻轻吹打成细胞悬液，置 37℃水浴中温育 30～60min（PCC 的形成一般从细胞融合后 10min 开始，40～60min 达到高峰）。

4. PCC 染色体标本的制备

（1）细胞收集：细胞温育后，以 1000r/min 离心 5min，弃去上清液。

（2）低渗：加入 9mL 0.075mol/L KCl 低渗液，用吸管吹打成细胞悬液，置 37℃低渗处理 20min 左右。

（3）固定：加入 1mL 新配制的 Carnoy 固定液，混匀后离心并弃去上清液。指弹离心管底部使细胞分散，加入 Carnoy 固定液，室温下固定 30min，离心弃去上清液。再加入 0.5mL 固定液，用吸管轻轻吹打成细胞悬液。

（4）滴片及染色：将细胞悬液滴于预冷的载玻片上，干燥后置于 1∶9 的 Giemsa 磷酸盐缓冲液中染色 15min，水冲洗后晾干。

【结果观察】

在低倍镜下，观察由 M 期细胞与处于不同间期阶段的细胞融合而产生的 PCC（包括 G_1 期、S 期和 G_2 期 PCC）各自特征性的染色体形态（图 1-8-2）。

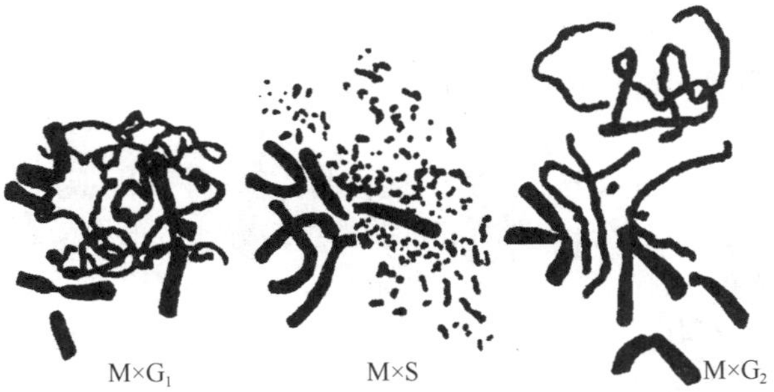

图 1-8-2 分裂期细胞与间期细胞融合诱导的 PCC

1. G_1 期 PCC 由于此期 DNA 尚未复制，染色体呈单股细线状，着色浅。处于早 G_1 期的 PCC 为较短的扭曲状单股粗线状染色体。晚 G_1 期 PCC 为细长而色浅的单股染色体，部分呈现出蓬松的线团状。

2. S 期 PCC S 期的 DNA 复制是以多位点进行的，正在复制的区域，由于 DNA 高度解螺旋，故不易观察到，而在光镜下可见到那些尚未解旋复制的部分，以及复制后（以双线的染色体片段存在）的部分。所以，从总体上看，S 期的 PCC 呈粉碎颗粒状或粉末状，其中分散着一些染色较深的成双的染色体片段。

3. G_2 期 PCC 在 G_2 期，DNA 的复制已经完成，每条染色体由 2 条染色单体构成。在 G_2 早期，可见到 PCC 为细长的双线染色体，到了 G_2 晚期，双线染色体会缩短变粗，但仍比中期染色体细长。

【注意事项】

（1）将两种细胞混合后，要去净上清液，否则会降低细胞融合率。

（2）在滴加聚乙二醇时尽量缓慢，每滴加一滴都要使聚乙二醇与细胞充分混合。

【实验报告】

绘制所观察到的 G_1、S、G_2 期细胞 PCC 图像。

【思考问题】

（1）根据本实验结果，描述 G_1、S、G_2 期细胞 PCC 形态差异，并解释产生不同形态的原因。

（2）PCC 技术在实际应用中发挥着怎样的重要作用？

（王　朴　张新旺）

三、细胞凋亡检测技术

【实验目的】

（1）熟悉几种常用的细胞凋亡检测方法。

（2）掌握细胞凋亡的形态学特征和生物化学特征。

【实验原理】

细胞凋亡（apoptosis）是一种程序性细胞死亡（programmed cell death，PCD）行为，是一种由基因控制的、由一组酶系参与的并按某种预定程序发展的细胞生理性的死亡过程。一般认为恶性转化的肿瘤细胞是因为失控生长和过度增殖，但从细胞凋亡的角度看则认为是肿瘤细胞的凋亡机制受到抑制而不能正常进行细胞死亡的结果。肿瘤细胞中癌基因的激活与表达，直接刺激了肿瘤细胞的生长，同时也是细胞凋亡的重要调节因子。许多癌基因表达以后，阻断了肿瘤细胞的凋亡过程，导致肿瘤细胞数目增加，加速了肿瘤发展。因此，肿瘤的发生机制之一是肿瘤细胞凋亡途径受到抑制。

细胞发生凋亡时，首先会表现出细胞形态发生异常变化，同时形成特征性凋亡小体（apoptotic body），即由脱落的细胞膜包裹着核碎片或其他细胞器的囊泡状结构。凋亡过程中溶酶体和细胞膜保持完整，不引起炎症反应。细胞凋亡的主要生化变化特征是核酸内切酶被激活，DNA 被降解，断裂点多位于核小体间的连接部位，首先形成 50～300kb 长的 DNA 大片段，再进一步断裂成大小为 180～200bp 整倍数的寡核苷酸片段，在琼脂糖凝胶电泳上呈现“梯状”电泳图谱（DNA ladder）。

检测凋亡细胞的方法也逐渐增多。但由于细胞凋亡机制复杂，凋亡的不同阶段具有不同的特征，所以一般采用多种方法综合加以判断。目前常用的方法有形态学观察（光镜、电镜、荧光显微镜、倒置相差显微镜）、DNA 琼脂糖凝胶电泳、流式细胞仪检测、凋亡细胞的原位末端标记（TUNEL）、细胞膜磷脂酰丝氨酸荧光显示、端粒酶检测、线粒体膜电位变化的检测、含半胱氨酸的天冬氨酸蛋白水解酶（cysteinyl aspartate specific proteinase，Caspase）及其底物的检测等。

【实验材料、器材与试剂】

1. 材料 人肝癌 BEL-7402 细胞；人早幼粒白血病 HL-60 细胞；Jurkat 细胞（可根据自己实验室情况选用不同的细胞株）。

2. 器材 流式细胞仪、各种显微镜、台式高速离心机、高压灭菌锅、电泳仪、电泳槽、紫外分析仪、真空泵、恒温水浴箱、液氮罐、15W 紫外线灯、染色缸、载玻片、盖玻片、10mL 刻度离心管、各种试剂瓶、微量加样器（20μL、200μL）、Eppendorf 管、培养箱等。

3. 试剂 苏木精、钾明矾、氧化汞、伊红 Y、盐酸、乙醇溶液、二甲苯、Giemsa 染液、吖啶橙、Tris-HCl、NaCl、蛋白酶 K、EDTA、TE、异戊醇、乙酸钠、溴酚蓝、二甲苯青、甘油、100bp DNA ladder 分子、PBS 缓冲液、琼脂糖、PI 染液、HEPES、孵育缓冲液、RPMI-1640 培养液、0.25% 胰蛋白酶、蒸馏水、甲醛和甲醇、中性树胶、RNA 酶裂解液、Tris 饱和酚 / 氯仿、溴化乙锭、标记液等（具体试剂配方可见附录二）。

【实验内容与步骤】

1. 形态学观察 细胞凋亡时细胞皱缩，表面微绒毛消失，染色质凝集并呈新月形或块状靠近核膜边缘，继而核破裂，由细胞膜包裹着核碎片或其他细胞器呈泡状或芽状凸出于细胞表面，最后从细胞膜脱落，形成许多凋亡小体。通过培养细胞，诱导细胞凋亡，就可以利用显微镜观察到细胞发生凋亡的这些形态特征。实验操作如下。

（1）培养细胞：人肝癌细胞株 BEL-7402 细胞为贴壁生长细胞。采用 RPMI-1640 培养液，37℃、5%CO_2 的培养箱进行细胞培养，定期观察、传代（0.25% 胰蛋白酶消化）。需染色时，预先将严格清洗并灭菌的盖玻片放入培养板内，此制片法能使细胞保持生长时的铺展状态，真实地显示培养细胞生长时的形态特征。HL-60 细胞为悬浮生长细胞，所用培养液同上，定期观察传代（传代时不需酶消化，离心即可）。需染色时，将细胞悬液作涂片，然后固定、染色。

（2）诱导凋亡：细胞处于对数生长期时，将培养板放置在 15W 紫外线灯管下（样品距光源垂直距离为 40cm）照射 10min，继续放回培养箱培养 12h 后，取细胞或细胞爬片做凋亡检测。

（3）凋亡细胞形态学检测方法：根据凋亡细胞固有的形态特征，目前已经设计了多种对组织或细胞进行各种染色的观察凋亡细胞的形态学的方法。如果用苏木精 - 伊红染色、甲基绿 - 派洛宁染色、Giemsa 染色，可在普通光学显微镜下观察；如果用荧光染料如吖啶橙等染色在荧光显微镜下观察；或制成超薄切片用电子显微镜观察，可以区别细胞凋亡和坏死。

1）普通光学显微镜观察。细胞凋亡时，早期细胞形态变化过程：①核的形态呈现固缩、染色质浓集在核膜内侧呈新月状、核碎裂；②胞质和细胞器密度增高、细胞体积变小；③线粒体正常或轻微肿胀；细胞膜皱褶、卷曲、早期细胞膜的完整性未破坏；④细胞膜变化，出泡→芽生→凋亡小体；⑤周围组织中无炎症反应。

A. 苏木精 - 伊红（HE）染色：苏木精易被氧化，其氧化产物苏木红（hematein）是真正的染料。苏木红是一种酸性染料，只有当苏木红和铝结合形成一种带正电荷的蓝色色精才是酸性的。带正电荷的蓝色色精和细胞核结合，通过正、负电荷的极性吸附来完成。即带负电荷的脱氧核糖核酸酸根和带正电荷的蓝色色精进行极性吸引而完成染色。

染色后必须进行分化和蓝化（蓝色）处理。分化是用某些试剂，将过度染色的或不需要着色的组分成分上的颜色除去。蓝化是指用明矾苏木精液深染细胞核后，通过盐酸乙醇分化，切片从酸性环境中转移至流水中使之变蓝的过程。明矾苏木精液这种红变蓝的现象，本质上是染料苏木红加铝之间的结合或中断关系。一般讲在酸性环境中，使深蓝色的色精处于离子状态，此时为红色，这种现象称色精形成中断。相反，红色离子状态的色精，在碱性环境处于结合状态，这种现象称色精形成，并显蓝色。

伊红 Y（四溴荧光素二钠盐）是一种酸性红色胞质性染料，含有一个醌型苯环的发色基和两个形成钠盐的酸性助色基。伊红 Y 一溶于水中就能离解成带负电的色酸部分，即染料的有色部分；带正电的钠离子部分，即染料的无色部分。酸性染料组织成分呈弥漫性染色，这是由于组织成分的等电点一般都在 3.6～5.2 范围内（细胞核 pH 3.8～4.2；细胞质 pH 4.6～5.0）。它们在弱酸性或碱性的染色液中都呈酸性，带负电。因此它们所带负电的酸性染料不可能进行极性吸附而完成染色，它们的染色可能是通过渗透作用或弥散作用而完成的，因此和组织成分结合是不牢固的。操作方法如下。

细胞爬片和细胞涂片的 HE 染色：①人肝癌细胞爬片经 PBS 缓冲液洗后，晾干，用 4% 的甲醛或甲醇在常温下固定 5～10min；②蒸馏水漂洗，苏木精染色 5～15min，自来水洗 1min；③ 1% 盐酸乙醇分化至粉红色（提插数下）；④自来水浸泡 15min 或温水（约 50℃）浸泡 5min，自来水变蓝；⑤置伊红液中 5min，水洗；⑥脱水，透明，封片。50% 乙醇 1min → 70% 乙醇 1min → 80% 乙醇 1min → 90% 乙醇 1min → 95% 乙醇 1min →纯乙醇→苯酚（3 ∶ 1）1min →二甲苯Ⅰ 1min →二甲苯Ⅱ 1min →中性树脂封固→镜检。

结果判断：光学显微镜下细胞核呈蓝紫色，胞质呈粉红色。凋亡细胞表现为核固缩、碎裂。可见细胞膜皱褶、卷曲和出泡，以及芽生形成膜包裹的凋亡小体。而正常细胞经染色后仍保持细胞原有的生长形状（如梭形或多角形），细胞核规整，染成均匀蓝色。细胞涂片时，可见凋亡细胞核固缩、碎裂，染色变深；正常细胞染色质显均匀淡蓝色或蓝色，而坏死细胞肿胀，可见细胞膜的连续性破坏，核染色质染成很淡的蓝色甚至消失。

B. Giemsa 染色：是专用于细胞的染色质（体）染色，故凋亡细胞染色质的特征变化可被显示。操作方法如下：①细胞悬液于 4℃，500r/min 离心 10min，除上清液后 PBS 缓冲液洗细胞 1 次，使细胞终浓度为 1×10^6/mL；②取 100μL 细胞悬液涂片，晾干后甲醇固定 3～5min，晾干；③入 Giemsa 稀释染色液 15～30min，冬天在 37℃温箱中染色；④用水洗去染液，室温晾干（24h 左右）；⑤用二甲苯浸泡 3min，去除杂质，使载玻片透明；⑥涂片晾干后用中性树胶封片；⑦镜检。

结果判断：正常细胞核染成蓝色或蓝紫色，色泽均一；细胞凋亡可见核固缩、边集或碎裂，染色变深；细胞膜皱褶、卷曲和出泡，以及芽生形成膜包裹的凋亡小体。

2）电子显微镜观察：细胞凋亡初期体积缩小，失去细胞连接和一些特殊表面结构，如微绒毛的消失，染色质浓集并靠于核膜，呈新月状，细胞与邻近细胞、组织失去接触，但细胞膜、线粒体、高尔基复合体等仍保持完整。再进展后核体积进一步缩小，核裂解为一或数个致密小体，被膜性结构包裹形成凋亡小体。随后凋亡小体由邻近正常细胞或吞噬细胞识别、吞噬。

3）扫描电镜观察：该法可以观察细胞凋亡全部形成过程，可更加直观、真实地观察凋亡细胞表面泡状突起的形成。利用延时成像技术（time-lapse photography）对细胞凋亡发生的整个过程进行动态观察，被认为是检测细胞凋亡的金标准，因其可排除其他形态学观察中固定所造成的人为假象而使形态学指标不能重复。

需要注意的是，对细胞凋亡与细胞坏死的鉴别，在某些情况下也较困难，两者之间没有确切的界限，尤其对培养细胞。当以细胞凋亡诱导剂对细胞进行凋亡诱导时，开始细胞以凋亡为特征，但随着诱导时间的延长，后诱导剂的增加，凋亡后期的细胞也会发生继发性坏死的改变，称为细胞凋亡性坏死（apoptosis necrosis）或继发性坏死（secondary necrosis）。另外培养细胞的细胞凋亡现象并不一定十分典型，同时在细胞离体培养时，即使没有诱导剂的加入，细胞也可能会由于离体后环境、生长因子的缺乏或改变而自发地出现凋亡。

4）荧光显微镜观察：荧光素（fluorochrome）是一种染料，可以吸收激发光的光能和发射荧光。一定的荧光素可以与组织或细胞的某些成分（如染色体中的分子或功能基团）进行特异性的结合，呈现一定颜色的荧光。荧光显微镜就是利用这些组织和细胞与荧光素特异结合的特性，通过激发滤片产生一定波长的激发光源，使之照射结合在组织和细胞中的荧光素上产生荧光，再通过阻断滤片观察所产生的荧光，即可观察组织细胞的结构、细胞内某些成分含量的变化，并探讨细胞的功能状态。凋亡细胞最突出的形态学变化是染色体固缩，DNA 广泛裂解后导致核形态变化。荧光化合物可嵌入到 DNA 分子中或以静电相互作用与 DNA 分子结合，可作细胞 DNA 的荧光探针。用 DNA 探针染凋亡细胞 DNA 即可在荧光显微镜下直接观察核形态变化。

吖啶橙染色法染色方法：吖啶橙的荧光随 pH 而变，其正色为绿色，随 pH 下降可变到橙红色。吖啶橙与 DNA 和 RNA 通过两个部位结合，连接碱基对和磷酸盐基团，吖啶橙与碱基对结合，形成第一复合物。第二复合物在多核苷酸表面，由吖啶橙与磷酸盐基团连接而成。pH 6.0 时，DNA 结合染料的聚合加速，pH 低于 3.8 时，聚合受抑制，而 RNA 在 pH 6.0 和 pH3.8 都能聚合，而使颜色变红。

操作方法：①制备活细胞悬液，浓度约为 10^7 个 /mL；②取 95μL 的细胞悬液，加 5μL 的吖啶橙储存液混匀；③吸一滴混合液点在洁净玻片上，直接用盖玻片封片；④荧光显微镜选用激发滤片 BG12，阻断滤片用 515nm 滤片或 SP3 滤片。

在荧光显微镜下，细胞核 DNA 为黄色浅黄绿色均匀荧光，细胞质和核仁的 RNA 为橘黄或橘红色荧光。出现细胞凋亡时，细胞核或细胞质内可见致密浓染的黄绿色染色，甚或见黄绿色碎片。细胞坏死时，细胞质内黄绿色或橘黄色荧光均可减弱或消失。

2. 凋亡细胞生化特征检测方法　细胞凋亡过程中最重要和最具特征性的是凋亡细胞染色质从核小体连接部位裂断，首先形成 50～300kb 长的 DNA 片段，再进一步断裂为 180～200bp 整数倍的寡核苷酸片段，在凝胶电泳上表现为阶梯状电泳图谱。常作为细胞凋亡特异性的生化指标，检测细胞凋亡 DNA 降解可通过超速离心、各种琼脂糖凝胶电泳方法、原位末端标记法和 ELISA 法、流式细胞术等方法。以下为常规的琼脂糖凝胶电泳法。

（1）DNA 提取（两种方法）

1）方法一

A. 取 10^6 个经诱导后的 HL-60 细胞，1000r/min 离心 5min。

B. 去上清液，沉淀加 0.4mL 低渗缓冲液，作用 1h。

C. 12 000r/min 离心 10min，将上清液移至另一个 Eppendorf 管中，沉淀中加等量的 50% 异丙醇和 0.5mol/L NaCl，置液氮 5min。

D. 12 000r/min 离心 10min，弃上清液，沉淀真空抽干。

E. 加 TE 100μL，65℃加热 10min。

F. 取 20μL 样本，用含溴化乙锭（EB）的 1.5% 琼脂糖凝胶电泳。

G. 紫外透射仪观察并拍照。

2）方法二

A. 收集细胞（5×10^6 个）1000r/min，离心 5min，弃上清液；PBS 缓冲液洗一次，1000r/min 离心 5min，弃上清液。

B. 加裂解液 500μL 重悬细胞，50℃水浴 3～5h，不时振摇或 37℃过夜。

C. 加 0.5mL Tris 饱和酚 / 氯仿（1∶1）抽提 2 次，上下颠倒几次混匀，10 000r/min 离心 5min。

D. 上清液移至另一 Eppendorf 管，加 50μL 的 3mol/L 乙酸钠和 2mL 冷冻无水乙醇，上下颠倒几次混匀，可见絮状白色沉淀物；置冰箱 5～10min，12 000r/min 离心 5min 沉淀 DNA，弃上清液，自然干燥，然后加入 500μL 1×TE 溶解。

E. 另加 5μL RNA 酶，50℃作用 1h。

F. 再用以上方法抽提、沉淀 DNA。

G. 将 DNA 自然干燥后加 50～100μL TE 缓冲液。

H. 取 20μL 样品与加样缓冲液按 6 ∶ 1 的比例混合，用含溴化乙锭的 1.5% 琼脂糖凝胶进行电泳（1×TAE 缓冲液，电压 50V，1.5～2h）。

I. 紫外透射仪观察并照相。

（2）凝胶的制备和 DNA 样品的上样

1）1.5% 琼脂糖：称取 1.5g 琼脂糖，放入三角烧瓶中，加入 100mL 1×TAE 电泳缓冲液。

2）微波炉加热使琼脂糖溶解。

3）溶液冷至 60℃时，加入溴化乙锭至终浓度为 0.5μg/mL。

4）将琼脂糖倒入模具，凝胶厚度一般为 0.3～0.5cm，迅速在模具一端安插上梳子，检查有无气泡。注意勿使梳齿直接接触模具底面或它们之间距离太近，以免在取出梳子时将孔底凝胶拉破，导致样品泄漏到胶与模具之间。

5）室温下 20min 后，琼脂糖溶液完全凝固，若需要急用，可在 4℃凝固以缩短时间；凝固后小心取出梳子，并撤除模具两端的透明胶，将凝胶放置于电泳槽中。

6）加入电泳缓冲液（须与配凝胶的缓冲液相同，并为同一批配制）至电泳槽中让液面高于胶面 1mm，这样凝胶两端的电压几乎与外加电压相等，电泳效率高。

7）用移液器取 20μL DNA 样品（DNA 样品量与上样缓冲液比例为 6 ∶ 1）加入样品孔中。

上样时，应注意以下几点：①加样时枪头不要碰坏凝胶孔壁，否则 DNA 的带形不整齐，加样前要用枪头吸打凝胶孔中的溶液以排出样品孔中的气泡。②每孔最大上样容积决定于样品孔体积。若样品容积大于凝胶孔容积会导致样品溢出，流进邻近样品孔造成邻近样品交叉污染，影响结果分析。

8）接通电泳槽与电泳仪的电源，一般正极为红色，切记 DNA 样品往正极泳动；电压 50V，电泳时间 2h。

9）根据指示剂迁移的位置，判断是否终止电泳。电泳完毕后，切断电源，取出凝胶，在紫外线灯下观察结果或拍照记录。

注意事项：①电源接通前应该核实凝胶的方向是否放置正确。②电流仪有电压显示并不一定标志电泳槽已经接通，应该观察正、负极铂金丝是否有气泡出现，如正极的气泡比负极的气泡多一倍，则表示电泳槽已接通，几分钟后可见指示剂溴酚蓝向正极移动。

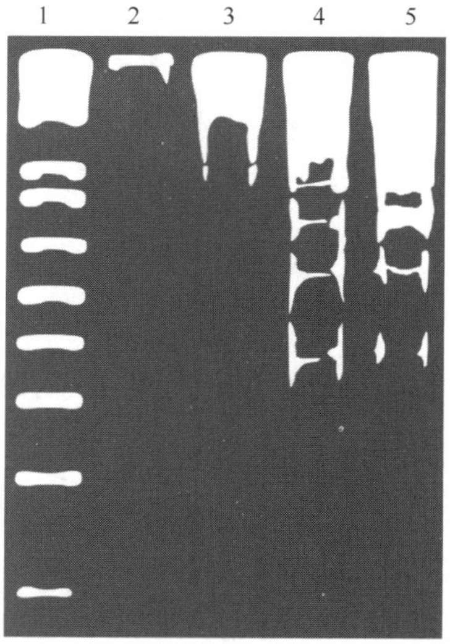

图 1-8-3　DNA 凝胶电泳图（1.5% 琼脂糖，示凋亡细胞的 DNA）

1. 200bpDNA 标准分子量；2. 正常活细胞 DNA 条带位于加样孔附近；3～5. 凋亡细胞的 DNA 片段显示“梯状”条带

（3）结果分析：凋亡细胞 DNA 琼脂糖凝胶电泳呈现典型的梯状降解带纹，而对照组则无此种带纹。图 1-8-3 中正常活细胞 DNA 显示基因组条带位于加样孔附近，凋亡细胞的 DNA 片段显示“梯状”条带。

3. 细胞凋亡的流式细胞仪检测技术

（1）流式细胞仪检测细胞凋亡的原理：流式细胞仪检测凋亡细胞的原理主要是根据细胞凋亡时在细胞、亚细胞和分子水平上所发生的特征性改变。这些改变包括细胞核的改变、细胞器的改变、细胞膜成分的改变和细胞形态的改变等。

细胞核的改变：凋亡细胞核的改变，造成各种染色体荧光染料对凋亡细胞 DNA 可染性发生改变。用各种染色体荧光染料对经固定的凋亡细胞进行染色，其 DNA 可染性降低。这种 DNA 可染性降低是因为 DNA 从这些细胞中部分丢失（由于内源性核酸酶的激活），即低分子量 DNA 产物从细胞中发生弥散出去。凋亡细胞中 DNA 可染性降低主要是固定剂和缓冲液对低分子量的 DNA 的抽提（extraction）作用所致。基本过程如下：细胞凋亡之初，由于内源性核酸酶的激活，将 DNA 从核小体之间切断，产生游离的单核小体或核小体片段，这些片段从核中或大的核片段中（染色体颗粒）弥散到细胞质中，此时由于细胞膜仍然是完整的，这些小片段尚不能离开细胞。但随后的乙醇固定和去垢剂处理，可使细胞膜的通透性增加，并用缓冲液（多为 PBS 缓冲液）洗涤，这些游离的核小体片段就可以从细胞质中弥散出细胞外。经过增加通透性的处理和缓冲液洗涤后，仍然留在凋亡细胞内的 DNA 部分可能是附着在核基质上的 DNA 螺旋环中的 DNA 片段和大分子量的 DNA 片段，这些片段不能被抽提。在坏死细胞中，DNA 的可染性并不立即下降，甚至还会增加。可能是由细胞坏死时 DNA 的部分变性而引起更多的结合位点暴露所致。

细胞膜的改变：在细胞膜的完整性尚未发生改变前，凋亡细胞的细胞膜上的某些成分已有改变，尤其是膜上的脂质。某些在正常细胞膜表面不出现脂质，在细胞凋亡的早期就出现在细胞膜表面，有利于巨噬细胞在细胞溶解产物引起炎症细胞浸润之前识别和吞噬凋亡细胞，以免引起炎症反应。

光散射特性：凋亡细胞形态上的改变影响它们的光散射特性。在流式细胞仪上，前散射光与细胞的大小有关，而侧散射光反映的是光在细胞内的折射作用，与细胞内的颗粒多少有关。在细胞凋亡时，细胞固缩，体积变小，故前散射光降低，这一特性往往被认为是凋亡细胞的特点之一。此外细胞凋亡时由于染色体降解，核碎裂形成，细胞内颗粒往往增多，故凋亡细胞侧散射光常增加。细胞坏死时，由于细胞肿胀，其前散射光增大；侧散射光在细胞坏死时也增大，因此可根据前散射光和侧散射光区别凋亡细胞和坏死细胞。但需要注意的是，根据前散射光和侧散射光判断凋亡细胞的可靠性受被检测细胞形态上的均一性和核质比影响很大。因此在有些淋巴细胞凋亡中，用光散射特性检测凋亡的可靠性较好，而在肿瘤细胞凋亡中，其可靠性就较差。

（2）检测用的荧光染料：用于流式细胞仪检测的荧光染料很多，包括碘化丙啶（PI）、溴化乙锭（EB）、吖啶橙、Hoechst 33258 或 Hoechst 33342 及 DAPI，均为核 DNA 结合染料。可根据这些染料的激发光谱和发射光谱的特征，选择适当的荧光染料及其浓度和染色条件，进行单参数或多参数的流式细胞仪检测，为流式细胞仪检测细胞凋亡在方法上提供了较大的回旋余地。通常流式细胞仪使用的染料是 Hoechst 33342 和 PI。

（3）染色方法

1）固定细胞的染色（PI 单染法）及观察：细胞凋亡早期细胞膜表面的改变之一是磷脂酰丝氨酸（phosphatidylserine，PS）从细胞膜内转移到细胞膜外，使 PS 暴露在细胞膜外表面。PS 是一种带负电荷的磷脂，正常情况下主要存在于细胞膜的内面，在细胞发生凋亡时细胞膜上的这种磷脂分布的不对称性被破坏而使 PS 翻转到细胞膜外。这一特征是细胞发生凋亡时的一种早期和普遍事件，与诱导细胞凋亡的刺激无关，并且发生在与细胞凋亡相关的其他几种事件之前。PS 的细胞膜外的重新分布也被相应阻止。细胞凋亡时 PS 的膜内外重新分布的机制不明，可能是由一种与近来新发现的 PC 转位酶 Mdr2 相似的 PS 膜内 - 外转位酶的早期激活所介导。操作如下。

A. 收集细胞 5×10^6 个，1000r/min 离心 5min，弃去培养液。

B.3mL PBS 缓冲液洗 1 次。

C. 离心去 PBS 缓冲液，加入冰预冷的 70% 乙醇溶液固定，4℃ 1～24h。

D. 离心弃去固定液，3mL PBS 重悬 5min。

E.400 目的筛网过滤 1 次，500～1000r/min 离心 5min，弃去 PBS 缓冲液。

F. 用 1mL PI 染液，4℃避光 30min。

G. 流式细胞仪检测：PI 用氩离子激发荧光，激发光波波长为 488nm，发射光波波长大于 630nm，产生红色荧光，分析 PI 荧光强度的直方图，也可分析前散射光对侧散射光的散点图（scattergram）。

结果分析：在前散射光对侧散射光的散点图或地形图上，凋亡细胞与正常细胞相比，前散射光降低，而侧散射光可高可低，与细胞的类型有关；在分析 PI 荧光的直方图时，凋亡细胞在 G_0/G_1 期前出现一亚二倍体峰（图 1-8-4）。

2）非固定细胞的染色方法：Annexin V/PI 双染色法及观察。Annexin V 是一种 Ca^{2+} 依赖的磷脂结合蛋白，最初发现是一种具有很强的抗凝血特性的血管蛋白，Annexin V 具有易于结合到磷脂类（如 PS）的特性。对 PS 有高度的亲和性。因此，该蛋白可充当一敏感的探针检测暴露在细胞膜表面的 PS。PS 转移到细胞膜外不是凋亡所特有的，也可发生在细胞坏死中。两种细胞死亡

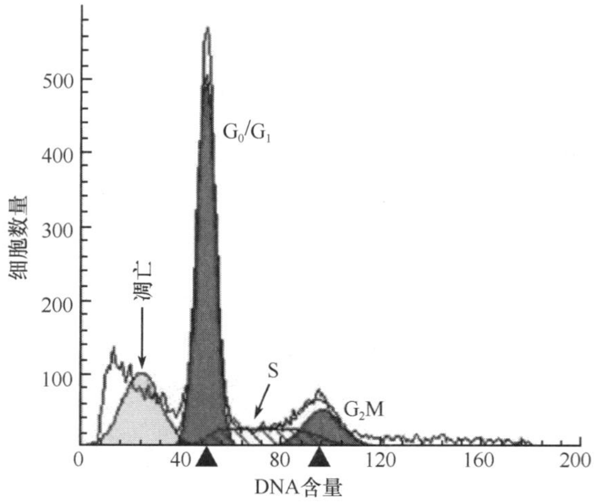

图 1-8-4　流式细胞仪检测凋亡细胞的 DNA 含量

方式间的差别是在凋亡的初级阶段细胞膜是完好的，而细胞坏死在其早期阶段细胞膜的完整性就破坏了。因此，可以建立一种检测方法，用 Annexin V 结合在细胞膜表面作为凋亡的指示，并结合一种染料排除实验，以检测细胞膜的完整性。该法是用异硫氰酸荧光素（FITC）标记 Annexin V，同时结合使用 PI 拒染法。操作如下。

A. 收集细胞：悬浮细胞直接收集到 10mL 的离心管中，而贴壁细胞先用滴管轻轻吹打，凋亡细胞一经吹打可能脱壁，收集到 10mL 的离心管中，没脱壁的细胞用 0.02% 的 EDTA 消化或用刮勺刮落细胞使之脱壁，每样本细胞数为 5×10^6 个，1000r/min 离心 5min，弃去培养液。

B. 用孵育缓冲液洗 1 次，1000r/min 离心 5min。

C. 用 100μL 的标记溶液重悬细胞，室温下避光孵育 10～15min。

D.1000r/min 离心 5min 沉淀细胞，孵育缓冲液洗 1 次。

E. 加入荧光（SA-FLOUS）溶液 4℃下孵育 20min，避光并不时振动。

F. 流式细胞仪分析：流式细胞仪激发光波长用 488nm，用一波长为 515nm 的通带滤器（bandpass filter）检测 FITC 荧光，另一波长大于 560nm 的滤器检测 PI。

结果判定：在细胞凋亡的早期，PI 不会着染而没有红色荧光信号。正常活细胞与此相似。在双变量流式细胞仪的散点图上，左下象限显示活细胞，为（$FITC^-/PI^-$）；右上象限是非活细胞，即坏死细胞，为（$FITC^+/PI^+$）；而右下象限为凋亡细胞，显现（$FITC^+/PI^-$）（图 1-8-5）。

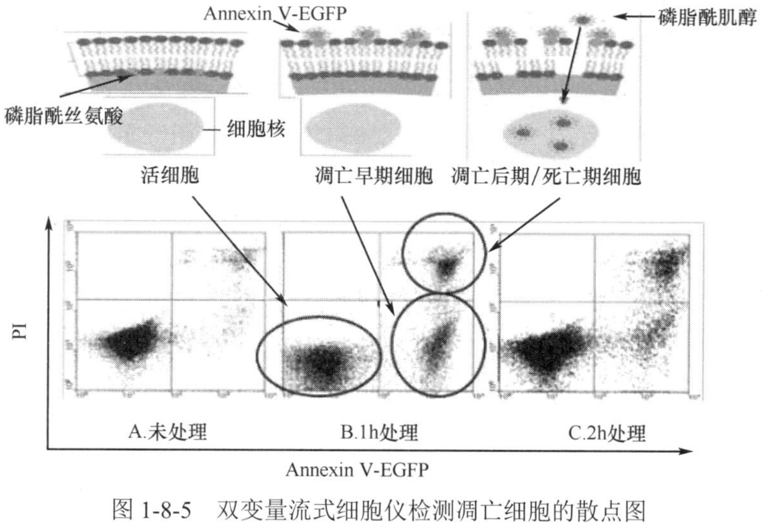

图 1-8-5　双变量流式细胞仪检测凋亡细胞的散点图

【实验报告】

（1）绘出电镜下观察到的肝癌细胞涂片中的凋亡小体形态图。

（2）画出 DNA 片段化检测凋亡细胞的电泳图。

【思考问题】

（1）分析细胞凋亡的形态学、生物化学和流式细胞术检测结果，判断细胞凋亡的发生和程度。

（2）结合实验结果，讨论细胞凋亡的诱导因素、调控机制以及可能的应用价值。

（宋少娟 张 萌）

四、流式细胞术检测细胞周期

【实验目的】

（1）掌握流式细胞术检测细胞周期的操作步骤及注意事项。

（2）掌握流式细胞仪输出结果的解读方法。

【实验原理】

流式细胞术（flow cytometry，FCM）是 20 世纪 60 年代后期开始发展起来的利用流式细胞仪快速定量分析细胞群的物理化学特征以及根据这些特征精确分选细胞的新技术。根据细胞内染色体及 DNA 含量改变，细胞周期（cell cycle）可被划分为 G_0、G_1、S、G_2 和 M 等各期。处于不同时期的细胞，其染色体和 DNA 含量不同，其中，G_0、G_1 期细胞为二倍体，G_2、M 期细胞为四倍体，S 期细胞 DNA 含量处于从二倍体到四倍体的连续增加过程。用碘化丙啶（PI）可以对细胞内 DNA 进行显示。

PI 是一种荧光染料，能够与细胞内的 DNA 和 RNA 结合，被 488nm 激光激发后发射红色荧光。当用 RNA 酶消化除去细胞内的 RNA 后，PI 只与细胞内 DNA 结合，其荧光强度与细胞内 DNA 含量存在线性关系，因此可通过检测荧光强度来反映细胞内 DNA 的含量。假设 G_0/G_1 期细胞的荧光强度为 1，那么含有双份基因组 DNA 的 G_2/M 期细胞的荧光强度的理论值为 2，正在进行 DNA 复制的 S 期细胞的荧光强度为 1～2。用流式细胞术检测细胞周期，即通过测定荧光强度来分析细胞内 DNA 含量，进而判断细胞处于细胞周期的 G_0/G_1、S 或 G_2/M 期，也可以检测多倍体细胞或凋亡细胞（凋亡导致染色体不完整，sub-G_1）。

【实验材料、器材与试剂】

1. 材料 培养的 HeLa 细胞。

2. 器材 流式细胞仪、细胞培养箱、离心管、吸管、离心机、水浴箱等。

3. 试剂 PBS 缓冲液、PI、70% 乙醇溶液、100mg/mL RNA 酶，1% TritonX-100 等。

【实验内容与步骤】

1. 细胞收集 将培养好的 HeLa 细胞常规消化，1000r/min 离心 5min，收集于离心管中，用吸管去除上清液，保留大约 50μL 的培养液，避免吸走细胞。用 1mL 预冷的 PBS 缓冲液洗涤细胞两次，离心后保留约 50μL PBS 缓冲液，轻轻敲击离心管底部使细胞分散。

2. 细胞固定 在离心管中加入 1mL 预冷的 70% 乙醇溶液，用吸管轻轻吹打将细胞混匀，于 4℃固定过夜。

3. 细胞染色 取出固定的细胞，1000r/min 离心 5min 收集细胞，加入 200μL 的 PBS 缓冲液轻轻吹打混匀，离心后弃去 PBS 缓冲液。细胞沉淀中加入 200μL PI 染液（PBS 缓冲液中含 50μg/mLPI，100μg/mL RNA 酶，0.2% TritonX-100），缓慢并充分重悬细胞沉淀，4℃避光孵育 30min。

4. 流式检测和分析 离心弃上清液，200μL PBS 缓冲液重悬细胞，进行流式上样。在 488nm 激发波长激发光下检测荧光强度，分析细胞 DNA 含量。一般计数 2 万～3 万个细胞，结果用细胞周期拟合软件 ModFit 分析。一般结果分为 G_0/G_1 期、S 期及 G_2/M 期三部分，如果有凋亡，在 G_0/G_1 期前面有个凋亡峰（也称为 sub-G_1 期）。检测流程如图 1-8-6。

首先用前向（FSC）和侧向（SSC）圈出细胞群，再用荧光通道的 *W*（宽度）/*A*（面积）去除粘连细胞，最后用荧光通道的柱状图分析细胞周期。横坐标为 PI 荧光强度，纵坐标为细胞数量。

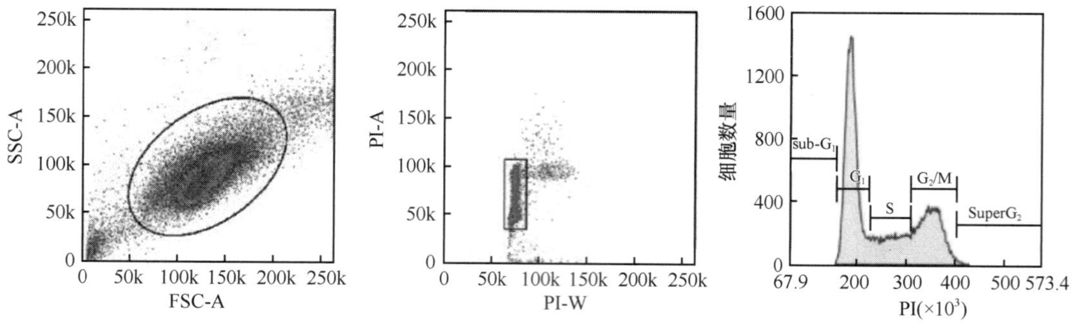

图 1-8-6　流式细胞术分析细胞周期与凋亡流程图

【结果解读】

图 1-8-7 为流式细胞术检测 HeLa 细胞周期结果。图 1-8-7 的结果解读为：G_0/G_1 期占 66.628%，峰位于横坐标的 77.88；G_2/M 期占 14.289%，峰位于横坐标的 148.05，S 期占 19.082%。G_2/G_1 为 1.9010（即 G_2 期为 4 倍体细胞，而 G_1 期为 2 倍体细胞，比值为 1.9010），峰的变异系数 CV 为 6.152%，无细胞碎片及细胞聚集体，总的检测细胞数为 18 227 个。

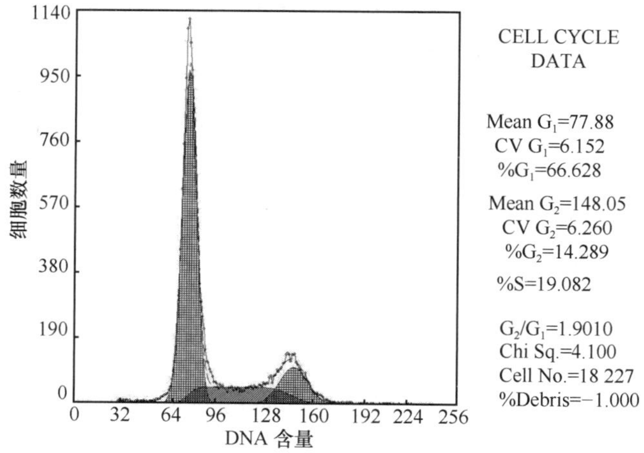

图 1-8-7　流式细胞术检测 HeLa 细胞周期结果

【注意事项】

（1）收集细胞后，不能过度消化，消化时可加入 EDTA，尽量将细胞消化为单细胞悬液，减少细胞粘连或细胞团块。

（2）细胞固定后容易破碎，要轻轻吹打，用 PBS 缓冲液洗涤离心时，转速不超过 1000r/min。

（3）检测时细胞数量应达到（1～2）×10^6 个（实际检测是 1 万 ~2 万个细胞）。

（4）在细胞染色后尽量避光放置，避免荧光衰减。

【实验报告】

根据流式检测结果图，统计细胞周期各时相所占比例。

【思考问题】

（1）通过流式细胞术进行的细胞周期分析可以明确各时相细胞的分布，但并不能将各期细胞进行详细的区分，我们可以通过哪些实验进行进一步的区分？

（2）在衰老过程中，肝脏内会同时存在 2 倍体、4 倍体、8 倍体细胞。可使用流式细胞仪进行检测，请尝试绘制结果图。

（3）分析下面两个细胞周期检测流式图（图 1-8-8，图 1-8-9），说明细胞增殖的活跃程度。

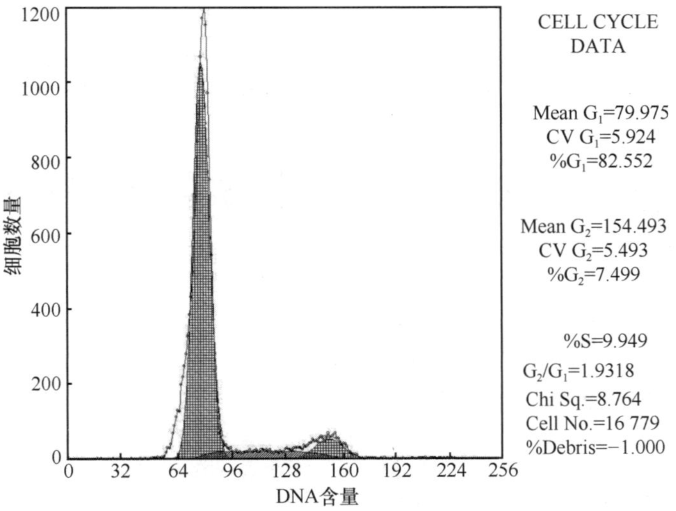

图 1-8-8　对照组细胞周期测定

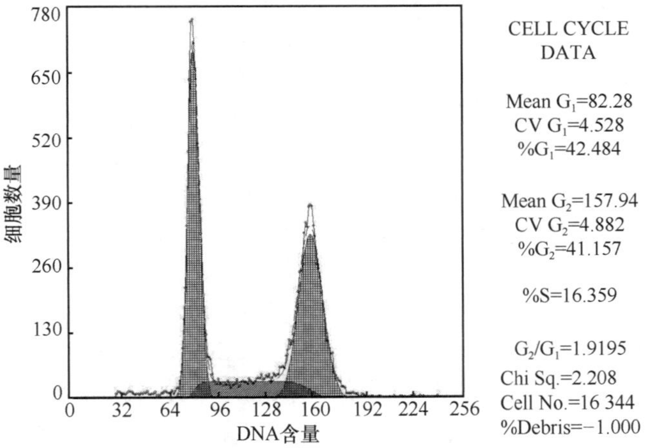

图 1-8-9　给药后细胞周期测定

（王　朴　张新旺）

第二部分　医学遗传学实验

实验一　人类性染色质标本的制作与观察

【实验目的】

（1）掌握人类间期细胞核内性染色质的形态特征及统计方法。

（2）熟悉性染色质标本片的制作方法。

（3）了解 X 染色质和 Y 染色质形成的原理。

【实验原理】

1949 年加拿大科学家巴尔（Barr）等在雌猫神经元间期细胞核中，发现了一种浓染小体，直径为 1～1.5μm，靠近核膜内缘，而雄猫神经细胞核中则没有这种结构。进一步研究发现，其他雌性哺乳动物（包括人类）体细胞中也存在这种显示性别差异的结构，称为巴氏小体（Barr body）。

英国学者莱昂（Lyon）经过长期观察和研究，提出了著名的 Lyon 假说（1961 年），Lyon 假说的要点是：①正常女性或其他雌性哺乳动物体细胞中的 2 条 X 染色体在间期细胞核中只有一条具有遗传活性，另一条失活，呈异固缩状态，形成巴氏小体，又称为 X 染色质（X chromatin）；②失活发生在胚胎发育早期（人胚第 16 天）；③失活是永久和克隆化的。

X 染色质存在于间期细胞核内，在口腔黏膜细胞以及其他细胞，如羊水脱落细胞、皮肤结缔组织细胞、宫颈及阴道上皮细胞、发根毛囊细胞等间期细胞核内均可检出。间期细胞核中只有一条 X 染色体有活性，其余的 X 染色体均失活形成 X 染色质，即体细胞中的 X 染色质数目等于 X 染色体数目减 1。正常男性体细胞中只有一条 X 染色体，不失活，故没有 X 染色质。若 X 染色质为 1，则表明细胞中有 2 条 X 染色体。检测间期细胞核中的 X 染色质是性别鉴定的简便而有效的方法，也可初步诊断 X 染色体数目异常的疾病，如 47，XXY；48，XXXX 等。

Y 染色质（Y chromatin）是间期细胞核中的 Y 染色体上异染色质部分存在的一种形式，也称 Y 小体。一般位于间期细胞核边缘、近边缘（核半径 1/2 的外侧）或近中心（核半径 1/2 的内侧），直径为 0.25～0.30μm。男性 Y 染色质与荧光染料（如氮芥喹吖因）的亲和力很强，在荧光显微镜下可出现强荧光，故又称为 F 小体（fluorescent body）。Y 染色质的数目等于 Y 染色体数目，根据 Y 染色质的多少可以判断受检个体体细胞中 Y 染色体的数目。Y 染色质检查可用于性别判断，也可作为性发育异常以及胎儿性别产前诊断的辅助诊断方法。

【实验材料、器材与试剂】

1. 材料　正常女性口腔黏膜上皮细胞、正常男性口腔黏膜上皮细胞。

2. 器材　普通光学显微镜、荧光显微镜、离心机、水浴箱、离心管、牙签、载玻片、盖玻片、染色缸、擦镜纸、吸管、吸水滤纸等。

3. 试剂　0.2% 甲苯胺蓝染液、0.85% 生理盐水、0.075mol/L KCl 溶液、Carnoy 固定液、5mol/L HCl、Macllvaine 缓冲液、0.005% 氮芥喹吖因溶液、香柏油、镜头清洗液、甲醇溶液等。

【实验内容与步骤】

1. X 染色质标本片的制作　制作 X 染色质标本片有多种方法，本实验中采用甲苯胺蓝染色法。

（1）取材与制片

1）吸取 5mL 生理盐水置于离心管中。

2）受检者用清水漱口后，用牙签的侧面刮取口腔颊部黏膜表面的上皮细胞，刮取时需稍用力，也可以用另一只手在面颊外顶住稍稍加压，将刮取的上皮细胞放入离心管的生理盐水中，用吸管轻轻吹打使细胞散开，1000r/min，离心 10min，弃去上清液。

3）沿管壁逐滴加入预热后的 KCl 低渗液 4mL，在 37℃条件下低渗处理 10min，加入新配制的 Carnoy 固定液（甲醇：冰醋酸 =3 ： 1）1mL 进行预固定，吸管吹打均匀后，1000r/min 离心 10min，弃去上清液。

4）加入 Carnoy 固定液 3～5mL，用吸管轻轻将细胞吹打均匀，室温下固定 10～15min，1000r/min 离心 10min，弃去上清液。

5）加入 0.2～0.5mL 的固定液（根据离心管底细胞的多少而定），吸管吹打混匀制成细胞悬液。

6）将细胞悬液滴至洁净预冷的载玻片上（每片滴 2～3 滴），干燥玻片。

（2）染色

1）将标本玻片放入 HCl 缸中，室温下水解 15min。

2）取出后，自来水细水漂洗数秒钟，冲去片子表面的 HCl，干燥玻片。

3）将玻片在甲苯胺蓝染色缸中染色 5min。

4）取出后，自来水细水冲洗数秒钟，干燥玻片。

2. Y 染色质标本片的制作

（1）用消毒牙签侧面稍稍用力刮取被检者的口腔黏膜细胞，均匀地涂在干净的载玻片上。

（2）标本片在甲醇溶液中固定 20～30min，干燥。

（3）用 pH 5.6 的 Macllvaine 缓冲液浸润数秒，再用 0.005% 的氮芥喹吖因溶液染色 10～15min。

（4）流水冲数分钟，用 pH 5.6 的 Macllvaine 缓冲液分色标本 2min。

（5）标本片滴加 pH 5.6 的 Macllvaine 缓冲液少许，加盖玻片，用吸水滤纸吸去多余的缓冲液。

【结果观察】

1. X 染色质标本片光学显微镜下观察　将已制好的 X 染色质标本片置于显微镜下观察，先在低倍镜下观察到被染成蓝色的细胞核后，再转换高倍镜观察。这时镜下所显示的结构均是细胞核，细胞膜和细胞质不着色或着色不明显（图 2-1-1，彩图 28）。选择可计数细胞的细胞核进一步观察。

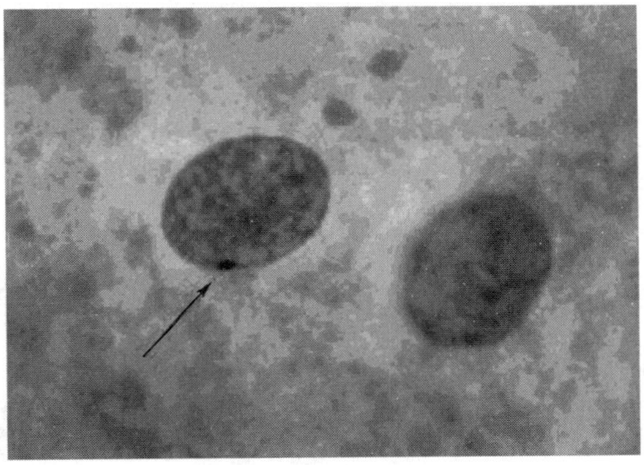

图 2-1-1　正常女性口腔黏膜上皮细胞间期核（示 X 染色质）

可计数细胞（典型细胞核）的判断标准是：细胞核膨大，核膜完整而无缺损，核无皱褶不重复，轮廓清晰，核膜附近无杂质，核内染色质呈均匀的网状或细颗粒状分布，染色清晰，深浅适中。

在可计数细胞内，仔细寻找 X 染色质。找到有 X 染色质的细胞核后，转换油镜进一步观察。X 染色质是紧贴核膜内缘的结构致密而染色较深的、清晰的小体，直径为 1～1.5μm，其形状一般呈三角形、半圆形、馒头形或菱形。X 染色质必须是紧贴核膜内缘的浓染小体，凡是位于细胞核中间或其他部位类似 X 染色质的结构，均有可能是其他核质凝集物，不能认为是 X 染色质。

理论上，正常女性的每个体细胞均应见到 1 个 X 染色质，但由于受到制片技术、染色方法、X 染色质存在位置、女性不同生理状态、不同实验技术及其他未知因素的影响，X 染色质的阳性率较低。正常女性口腔黏膜上皮细胞中，X 染色质的出现率为 10%～30%，有的可高达 50% 以上。

2. Y 染色质标本片荧光显微镜下观察　将已制作好的 Y 染色质标本玻片置于荧光显微镜下观察，先在低倍镜下找到分散较好的细胞，核被染成黄色，转换油镜观察可见到 Y 染色质。Y 染色质的特征是细胞核边缘或近中心处直径为 0.25～0.3μm 的黄色荧光亮点（图 2-1-2）。发亮的荧光小点为 Y 染色体长臂远端的异染色质区，所以，正常男性的间期细胞核中可见一个 Y 染色质荧光小点。正常男性 Y 小体出现率在 10% 以上，绝大多数在 25%～50%，或高达 70% 以上。正常女性的间期细胞核中无 Y 染色质或在 2% 以下。

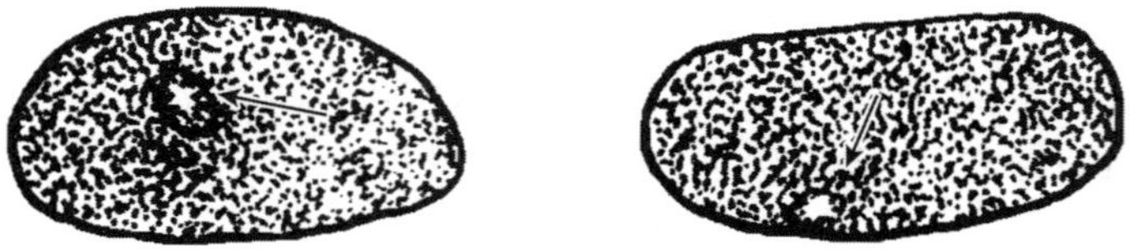

图 2-1-2　正常男性口腔黏膜上皮细胞间期核（示 Y 染色质）

【注意事项】

（1）只有紧贴于核膜内缘清晰、深染的小体，才被认为是 X 染色质。

（2）标本要透明，不能太厚，特别是口腔黏膜细胞涂片。

（3）由于口腔黏膜上皮细胞涂片易混入细菌，以及易受其他荧光物质的干扰，易造成假阳性。因此要对 Y 染色质仔细鉴别，观察时需反复转动显微镜细调节，区分处于不同平面的细菌、杂质等。

（4）制备好的 Y 染色质标本片平放于暗处，务必在 12～72h 内观察，过期后荧光会自动衰减。

【实验报告】

（1）每位同学至少观察 100 个细胞核，统计 X 染色质的出现率。

（2）绘制口腔黏膜上皮细胞 X 染色质图。

（3）统计 Y 染色质阳性率（至少 200 个细胞）。

【思考问题】

（1）为什么说 X 染色质显示法是性别鉴定、某些遗传性疾病及性发育异常检测的有效手段之一？

（2）从本质和数目上来说，X 染色质与 X 染色体有何关系？Y 染色质与 Y 染色体有何关系？

（3）在制备 X 染色质标本片和 Y 染色质标本片过程中应注意哪些问题？

（刘　铭）

实验二　人和小鼠染色体标本制作技术

一、人类外周血淋巴细胞培养及染色体标本制备

【实验目的】

（1）了解制备人与动物染色体标本的实验原理。

（2）熟悉人体外周血淋巴细胞的短期培养方法。

（3）掌握人外周血淋巴细胞染色体标本的制备技术。

【实验原理】

人体的 1mL 外周血中含有（1～3）×10^6 个小淋巴细胞（lymphocyte），它们几乎都处于 G_0 期或 G_1 期，很难看到正在分裂的淋巴细胞。研究发现，植物血凝素（phytohemagglutinin，PHA）能促使淋巴细胞转化为淋巴母细胞（lymphoblast），重新进入增殖周期进行有丝分裂，当体外培养至 72h 左右时，大多数淋巴细胞已处于第二个增殖周期内，在培养终止前 2～4h，加入适量秋水仙碱，可使增殖的细胞停止于有丝分裂中期，经过特定实验方法处理，可观察到处于分裂中期的染色体标本。

以人外周血为材料制备淋巴细胞染色体标本具有取材便利、用血量少、培养简单等优点，故

该方法在临床上得到广泛应用。

【实验材料、器材与试剂】

1. 材料 人体外周血。

2. 器材 超净工作台（或无菌接种室）、光学显微镜、恒温培养箱、干燥箱、水平式离心机、冰箱、恒温水浴箱、高压蒸汽消毒锅、5mL 离心管、细胞培养瓶、注射器（1mL、2mL、5mL、10mL）及针头、吸管、滴管、试管架、三角烧瓶、酒精灯、搪瓷盘、铝制饭盒、染色缸、消毒用酒精棉球、载玻片、擦镜纸等。

3. 试剂 RPMI-1640 细胞培养液、小牛血清、肝素（500IU/mL）、PHA、4% $NaHCO_3$ 溶液、青霉素、链霉素、0.075mol/L KCl 低渗液、双蒸水、甲醇、乙醇、冰醋酸、Giemsa 染液、pH 7.4 磷酸盐缓冲液、秋水仙碱溶液、香柏油、镜头清洗液等。

【实验内容与步骤】

1. 器材的清洗

（1）培养瓶及玻璃器皿的清洗消毒：先用自来水冲洗→放入肥皂水中煮 15min，趁热刷洗→自来水将皂液冲净，控干水分后置于硫酸 - 重铬酸钾洗液中浸泡 24h 左右→流水充分冲洗→蒸馏水冲洗 5 次，双蒸水冲洗 3 次→置于烘箱中干燥，之后放入高压蒸汽消毒锅中灭菌（70kPa，30min）。

（2）橡皮瓶盖的清洗：可直接放入肥皂水中煮沸 30min，然后用自来水充分冲洗，再用蒸馏水煮沸 30min，取出后，用蒸馏水、双蒸水各冲洗两次，放入 100ºC 干燥箱中干燥，再经高压灭菌后备用。

（3）载玻片的清洗：先用肥皂水洗，再用自来水彻底冲洗干净，然后逐一投入到 95% 乙醇溶液中浸泡（可长期保存）。用前 1h 捞出，放入蒸馏水中置冰箱预冷。

2. 细胞培养液的制备及分装 按如下成分比例制备 100mL 人外周血淋巴细胞培养基并进行分装。

RPMI-1640 细胞培养液 80mL，小牛血清 20mL，PHA 3mL（3 支，3mL 生理盐水稀释），肝素 0.8mL，双抗（青霉素和链霉素）终浓度为 100U/mL。

用 4% 的 $NaHCO_3$ 调节培养液 pH 为 7.2～7.4，分装在培养瓶中，每瓶 4mL（除自配外，也可直接购买生物制品公司生产的人外周血淋巴细胞培养基，该产品由 RPMI-1640、血清、抗生素、淋巴细胞刺激因子及肝素等组成，按说明书要求操作即可）。

3. 采血和培养 用一次性注射器抽取 0.2mL 肝素润湿针筒内壁，然后将多余的肝素弃去；常规消毒被检者的皮肤，从肘静脉采血 3～4mL，注入装有培养液的培养瓶中，每瓶 0.25～0.3mL（7 号针头 15～16 滴），充分摇匀，置于 37℃恒温培养箱中培养。

4. 秋水仙碱处理 在培养至 68h 后，将新配制的 5μg/mL 秋水仙碱溶液注入培养瓶中（每瓶 0.04mL，7 号针头 1～2 滴），使其终浓度为 0.05μg/mL，轻轻摇匀，放回培养箱中，继续培养 3～4h。

5. 低渗处理 取出培养瓶，用吸管将培养后的血细胞混匀，并移至 5mL 刻度离心管内，以 1000r/min 离心 8min，弃去上清液，加入 4mL 经 37℃水浴预热的 KCl 低渗液，用吸管吹打 50～60 次使细胞悬浮，置于 37℃水浴箱中温育约 20min，其间在 10min 时用吸管再次吹打混匀，使低渗充分。

6. 固定 低渗结束后，加入 1mL 新配制的固定液（甲醇∶冰醋酸 =3 ∶ 1）用吸管打匀，进行预固定。以 1000r/min 离心 8～10min，弃上清液。加入固定液 5mL，用吸管将沉淀的细胞轻轻吹打混合成细胞悬液，室温下静置 20min，1000r/min 离心 8～10min，弃上清液。

7. 重复固定 再次加入 5mL 固定液，用吸管将沉淀的细胞混匀，室温下静置 20min，1000r/min 离心 8～10min，弃上清液。

8. 制片 视离心管中沉淀物（细胞）的多少加入 0.3～0.5mL 固定液，用吸管轻轻吹打混匀

（混合后固定液呈少许乳白色即表示细胞浓度适当）。用吸管吸取混匀的细胞悬液，在距离玻片约 20cm 高的距离将细胞悬液滴于经冰水浸泡预冷的洁净载玻片上，每片 2～3 滴；将玻片背面（没有滴加细胞悬液的一面）在酒精灯的火焰上方来回过几下（微烤，注意勿全烤干），空气中继续晾干或吹干。

9. 染色 将晾干的玻片标本用 Giemsa 染液（1 份 Giemsa 原液加 9 份 pH 7.4 磷酸盐缓冲液）染色 15min，自来水细水冲洗玻片，吹干后镜检。

本实验的全部操作步骤见图 2-2-1。

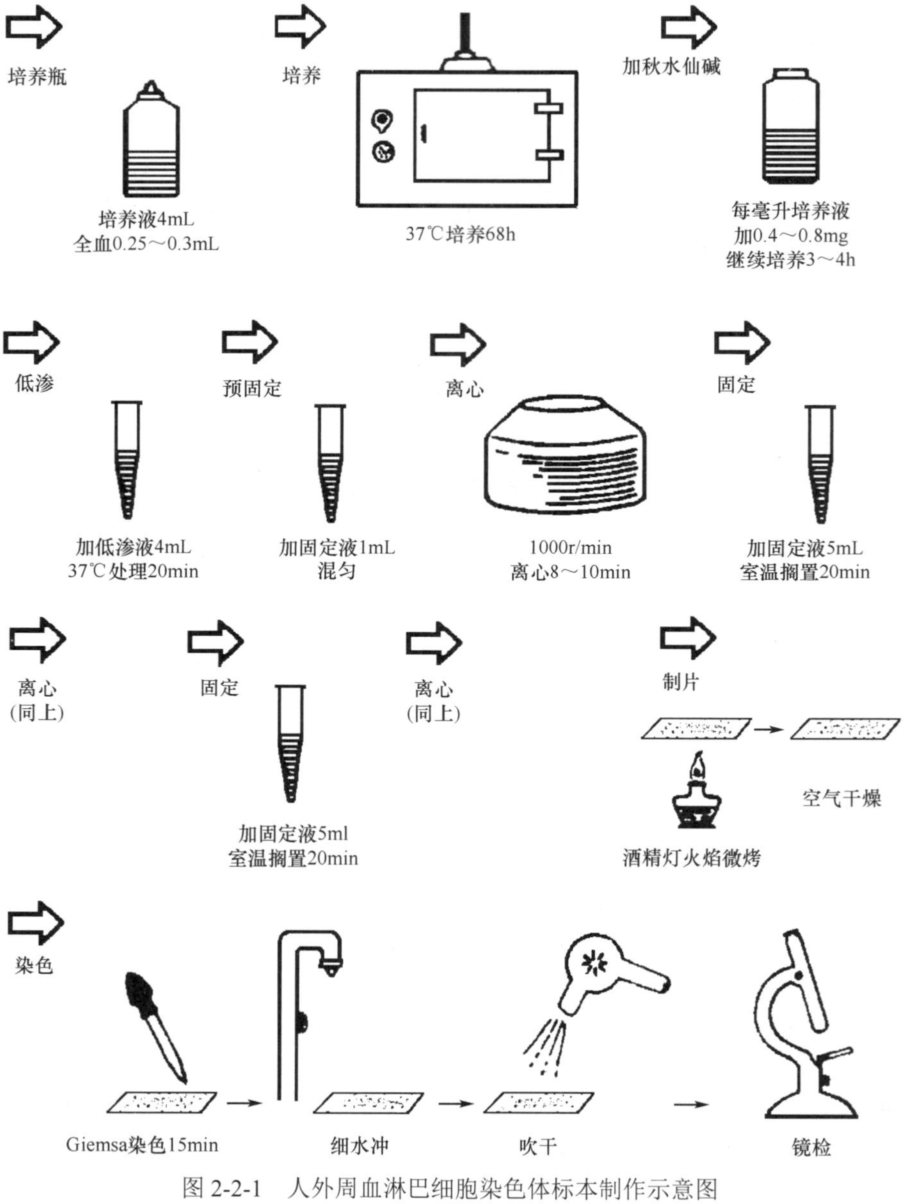

图 2-2-1 人外周血淋巴细胞染色体标本制作示意图

【结果观察】

取制备好的正常人体细胞染色体标本，先用低倍镜观察，选择染色体分散良好、无重叠的分裂中期细胞，转换油镜下仔细观察分析。

镜下可见，处于有丝分裂中期的每一条染色体都含有 2 条姐妹染色单体（chromatid），相连于着丝粒处。正常个体的每一个体细胞都含有 46 条染色体，其中有 22 对是男女共有的，称为常染色体（euchromosome），另外 1 对则男女相差很大，称为性染色体（sex chromosome）。

根据着丝粒的位置，可将人类染色体分为中着丝粒染色体（metacentric chromosome）（着丝粒位于染色体长轴的 1/2～5/8 处）、亚中着丝粒染色体（submetacentric chromosome）（着丝粒位于染色体长轴 5/8～7/8 处）、近端着丝粒染色体（acrocentric chromosome）（着丝粒位于染色体长轴 7/8 至末端）。按照染色体的长度和着丝粒的位置，将人类体细胞的 46 条染色体归类为 A、B、C、D、E、F、G 共 7 个组。

【注意事项】

（1）PHA 的作用很重要，如果保存不善，效价低或量不足，则不能刺激淋巴细胞转化；PHA 浓度过高会造成红细胞凝集，影响细胞生长。

（2）秋水仙碱浓度不足或处理时间不够，则分裂象太少；秋水仙碱浓度过高或处理时间过长时，染色体过于粗短，不利于进行染色体分析。

（3）细胞培养温度需严格控制在（37±0.5）℃。

（4）低渗处理时间过度，细胞膜过早破裂，使染色体丢失；低渗处理时间不够，则染色体分散不佳，难以进行计数和分析。

（5）离心的速度太低，会使许多细胞丢失；速度过高，细胞团块不易打碎。

（6）固定液必须临用前配制，以防挥发使效用降低；加入固定液后一定要将细胞充分混匀，以保证固定彻底。

（7）滴片用的玻片必须经冰水浸泡并置于 4℃冰箱中进行预冷，否则细胞难以贴附在玻片上。

（8）在离心后打散细胞团块时，吸管吹打用力要适度。吹打力度过大，细胞易破碎；吹打无力时，细胞团块不易被打散。

【实验报告】

写出制备人外周血淋巴细胞染色体标本的主要实验步骤；油镜下观察 3～5 个中期分裂象，计数染色体数目，并绘制 1 个完整的中期分裂象染色体图。

【思考问题】

（1）PHA 在人外周血淋巴细胞培养中有何作用？

（2）标本制作过程中为什么要使用秋水仙碱？

（3）制备人外周血淋巴细胞染色体标本，在实验过程中应注意哪些方面？

（张新旺）

二、小鼠骨髓细胞染色体标本制备

【实验目的】

（1）掌握小鼠骨髓细胞染色体标本的制备方法。

（2）熟悉利用骨髓细胞直接制备染色体标本的原理。

（3）了解小鼠染色体的数目及形态特征。

【实验原理】

骨髓（marrow）是高等动物重要的造血器官，骨髓细胞增殖旺盛、有丝分裂指数（mitotic index）较高。因此，仅通过将一定剂量的秋水仙碱注入动物体内，就可使许多处于分裂状态的细胞被阻断在有丝分裂期中期，然后通过低渗、固定、制片、染色等步骤即可获得染色体形态最为典型的中期染色体标本。

利用骨髓细胞制备染色体标本取材方便，操作简单，不需无菌条件，也不必像外周血淋巴细胞或其他组织那样要经过无菌状态下的体外细胞培养。因此，该方法常用于研究小型哺乳动物，两栖类爬行动物和鸟类染色体时的标本制作；亦可在临床上用于白血病的研究。利用骨髓细胞制备的染色体标本是机体内真实情况的反映，便于观察毒性物质在体内对细胞和染色体的影响。

【实验材料、器材与试剂】

1. 材料 体重 25g 左右的小鼠。

2. 器材 光学显微镜、离心机、恒温水浴箱、架盘天平、2mL 注射器、搪瓷解剖盘、手术剪、手术刀、镊子、10mL 刻度离心管、吸管、吸头、洁净载玻片（–20℃预冷冻）、100mL 量筒、6 号针头、酒精灯、擦镜纸等。

3. 试剂 0.05% 秋水仙碱溶液、2% 枸橼酸钠溶液、0.075mol/L KCl 低渗液、Carnoy 固定液（甲醇：冰醋酸 =3 ：1）、Giemsa 原液、1/15mol/L 磷酸盐缓冲液（pH 6.8）、Giemsa 工作液（Giemsa 原液：磷酸盐缓冲液 =1 ：9）、香柏油、镜头清洗液（100% 乙醇）等。

【实验内容与步骤】

1. 秋水仙碱处理 取体重 25g 左右的小鼠，于实验前 3.5～4h，向小鼠腹腔内注射 0.05% 秋水仙碱溶液 0.2mL。

2. 取股骨 颈椎脱臼法处死小鼠后，立即剥离股骨（thighbone）上的皮肤和肌肉，暴露股骨及其两端的关节，从两端关节处分离股骨，进一步去除股骨周围的残余肌肉和血液。

3. 收集骨髓细胞 剪去股骨两头端部，暴露骨髓腔（不要剪得过多，以免损失骨髓细胞）。用镊子夹住股骨中部，使股骨垂直且下端对准离心管管口，注射器吸取适量 2% 枸橼酸钠（citrate sodium）溶液，在股骨上端将针头插入骨髓腔，注入枸橼酸钠溶液，将骨髓细胞冲洗入离心管内，反复冲洗，直至股骨变白。用相同方法处理另一根股骨。两根股骨冲洗完毕后，离心管内的细胞悬液约为 5mL，用吸管反复吹打使骨髓细胞分散，平衡后以 1000r/min 离心 10min，弃上清液，留沉淀物。

4. 低渗 加入预热的 37℃ KCl 低渗液 7mL，吸管吹打混匀，置 37℃水浴箱中静置 20min。从水浴箱中取出细胞悬液，加入 1mL 新配制的 Carnoy 固定液预固定，吸管吹打混匀，平衡后以 1000r/min 离心 10min，弃上清液，留沉淀物。

5. 固定 加入新配制的 Carnoy 固定液 5mL，吸管吹打混匀，室温下静置 20min，平衡后以 1000r/min 离心 10min，弃上清液，留沉淀物。

6. 重复第 5 步骤

7. 制备细胞悬液 视离心管中细胞沉淀量的多少加入 0.2～0.3mL 新配制的 Carnoy 固定液，吸管吹打混匀，制成细胞悬液。

8. 滴片 将预冷的洁净载玻片倾斜 30°，用吸管吸取细胞悬液，每片滴 1～2 滴（滴于载玻片 1/3 处），然后立即对准玻片吹一口气，使细胞悬液散开，并迅速将玻片在酒精灯火焰上方来回过几次（切勿烤干）后，空气干燥。

9. 染色 用吸管吸取 Giemsa 工作液滴到玻片上使之铺展开（或在染缸中染色），室温下染色 8～10min，倒去染液，用自来水细水冲洗干净，空气干燥或电吹风吹干待镜检。

【结果观察】

将制备好的小鼠染色体标本片置于低倍镜下观察，有许多大小不等染成紫红色的间期细胞核和分散在其间的中期分裂象，选择染色体形态良好，分散适中的分裂象移至视野中央，换高倍镜观察，进而换油镜观察。小鼠染色体呈“U”形，全部为端着丝粒染色体。

对小鼠骨髓细胞染色体进行计数，按 1 个细胞中期分裂象染色体的自然分布状态，大致划分为几个区域，分别计算各区域内的染色体数目，最后将几个区域的染色体数目加在一起便是该细胞的染色体总数。小鼠体细胞染色体数目为 $2n$=40。

染色体制片是否优良的衡量标准：细胞中期分裂象多（约占 20%），染色体分散良好，染色体长短收缩适中，两条染色单体稍分离，清楚显示着丝点的位置。

【注意事项】

（1）注射秋水仙碱溶液时，确保将溶液注射到小鼠腹腔内。

（2）尽可能收集更多的骨髓细胞，以便观察。

（3）收集骨髓细胞后，用吸管反复吹打以保证骨髓细胞分散开。

（4）固定液需要现用现配，避免甲醇和冰醋酸长时间放置后影响固定效果。

（5）洗片时避免流水直接冲洗滴片所在位置而将染色体从玻片上冲走。

【实验报告】

交一张自己制作的清晰的小鼠骨髓细胞染色体标本片。

【思考问题】

（1）为什么利用骨髓细胞直接制备染色体比经培养后的细胞制备染色体，更能反映机体内的真实情况？

（2）你制备的小鼠骨髓细胞染色体标本有何成功的体会或失败的教训？

（罗 兰）

三、人和小鼠的非显带染色体镜下观察

【实验目的】

（1）掌握人类染色体的形态结构及其特征。

（2）初步学会在光学显微镜下计数人类染色体、分组和鉴定性别。

（3）了解小鼠骨髓细胞染色体的形态结构。

【实验原理】

人类体细胞中含有46条染色体，相互配成23对，其中1～22号是男女共有的，称为常染色体，另外2条染色体X和Y与性别有关，称为性染色体，男性有一条X染色体和一条Y染色体，女性有2条X染色体。

按照染色体长度递减顺序和着丝粒的位置以及其他特征（如有无随体）可将人类染色体分为A～G七组。G组包括21～22号和Y染色体，根据G组染色体数目是4个还是5个，可以进行性别鉴定，男性为5个，女性为4个。小鼠有丝分裂中期的染色体呈“U”形，全部为端着丝粒染色体（telocentric chromosome），小鼠体细胞染色体数目为40条。按形态特征将40条染色体配成20对，分为4组，其中1对性染色体为XY或XX，X染色体大部分介于5～6号染色体之间，Y染色体最小。因此，雄性小鼠有3条最短的染色体（1对19号染色体和Y染色体），而雌性小鼠只有2条最短的染色体。

【实验材料与器材】

1. 材料 人类外周血常规染色的染色体标本片、小鼠骨髓细胞染色体标本片等。

2. 器材 显微镜、香柏油、镜头清洗液、擦镜纸等。

【实验内容与步骤】

1. 人类染色体标本片的制作过程 抽取用肝素抗凝的静脉血，滴入已在无菌操作条件下配制好的培养基中（RPMI-1640或Eagle或M199培养基中加小牛血清、PHA青霉素、链霉素等，调整pH至7.2～7.4），然后置于37℃恒温箱中培养72h，通过PHA使得淋巴细胞转化为淋巴母细胞，而进入分裂期。在培养至68～69h时（收获细胞前3～4h），加入秋水仙碱溶液使淋巴细胞的活动终止于分裂中期，用低渗液处理使细胞膨胀，固定后滴片，Giemsa染色，风干，封片（详细步骤参考人类外周血淋巴细胞培养及染色体标本制备）。

2. 小鼠染色体标本片的制作过程 取体重20g左右的小鼠，经腹腔注射秋水仙碱处理后3～4h，颈椎脱臼法处死。用2%枸橼酸钠液（或生理盐水）冲洗收集股骨骨髓腔中的骨髓，经低渗、固定、滴片、Giemsa染色、风干、封片等操作步骤后制成染色体标本片（详细步骤参考小鼠骨髓细胞染色体标本制备）。

【结果观察】

1. 人类染色体镜下观察 取一片已制好的人类染色体玻片标本，先在低倍镜下观察，可见许

多大小不等、染成紫色或紫红色的间期细胞核和分散在其间的中期分裂象，选择染色体形态良好、分散适中的分裂象移至视野中央，转换油镜观察染色体的形态特征（图 2-2-2，彩图 29）。在进行染色体观察分析时要避免主观因素造成的人为误差，供观察计数的细胞应符合以下要求：

（1）标本片上有较多的有丝分裂象，细胞完整，轮廓清晰。

（2）染色体染色较深，在同一平面上均匀分布。

（3）染色体形态良好，分散，无重叠现象。

（4）染色体的螺旋化程度大致一致。

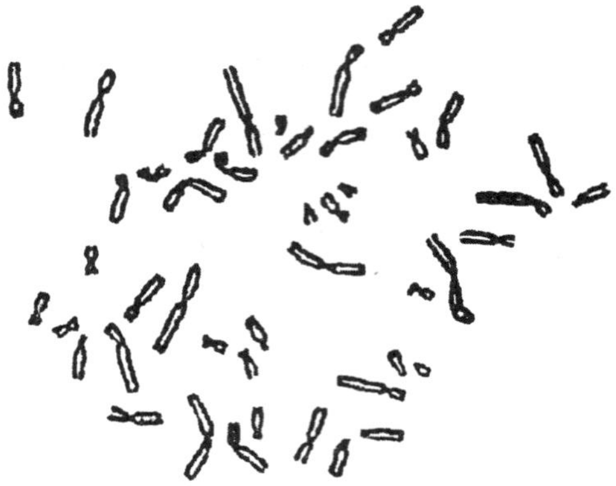

图 2-2-2　正常人外周血淋巴细胞中期染色体（男性）

根据人类细胞遗传学国际会议制定的 Denver 体制，将人类细胞的 46 条染色体，按其长度和着丝粒位置，分为 23 对，7 个组。

A 组（1～3 号）：为最大的 3 对染色体。1、3 号为中着丝粒染色体，2 号为亚中着丝粒染色体，1 号染色体最大，3 号染色体最小。

B 组（4～5 号）：为 2 对较大的亚中着丝粒染色体，可明显区分出短臂 p 和长臂 q。

C 组（6～12 号和 X 染色体）：均为中等大小的亚中着丝粒染色体，6 号最大，12 号最小，X 染色体大小在 6～7 号之间，此组各号染色体之间较难区分。

D 组（13～15 号）：均为近端着丝粒染色体，它们短臂的末端可见随体，各号染色体之间不易区分。

E 组（16～18 号）：16 号为中着丝粒染色体，17、18 号为亚中着丝粒染色体。

F 组（19～20 号）：均为最小的中着丝粒染色体。

G 组（21～22 号和 Y 染色体）：21～22 号为最小的近端着丝粒染色体，其长臂呈分叉状，短臂末端有随体。Y 染色体略大，长臂平行伸展，短臂末端无随体。

根据上述特征，将染色体分组列号（先找 A、B 组，再找 D、G 组，然后找 E、F 组，最后剩下的为 C 组）。

每位同学镜下观察 3～5 个分裂象，并计数每个细胞的染色体数目。计数时先按染色体的自然分布图形大致分为几个区域，较集中的染色体分为一个区，然后按区分别计算染色体条数，最后总计染色体条数。为了核实方便，可按染色体在镜下的分布情况在纸上画一简单的示意图。计数后，根据 G 组染色体数目是 4 个还是 5 个，即可初步确定该核型是 XX 还是 XY。

人类染色体数目或结构发生异常引起的疾病为染色体病，如 21 三体综合征、先天性睾丸发育不全等出现异常核型（图 2-2-3，图 2-2-4）。

2. 小鼠染色体镜下观察　将小鼠染色体标本置于显微镜下，观察小鼠染色体的特点（图 2-2-5，彩图 30）。小鼠染色体为 U 型，全部为端着丝粒染色体，可将 40 条染色体配成 20 对，分成 4 个组，X 染色体大小在 5～6 号之间，Y 染色体最小，且没有副缢痕，可与 19 号染色体相区别，雄性小鼠有 3 条最短的染色体，而雌性小鼠只有 2 条最短的染色体。对小鼠染色体的数目进行计数。

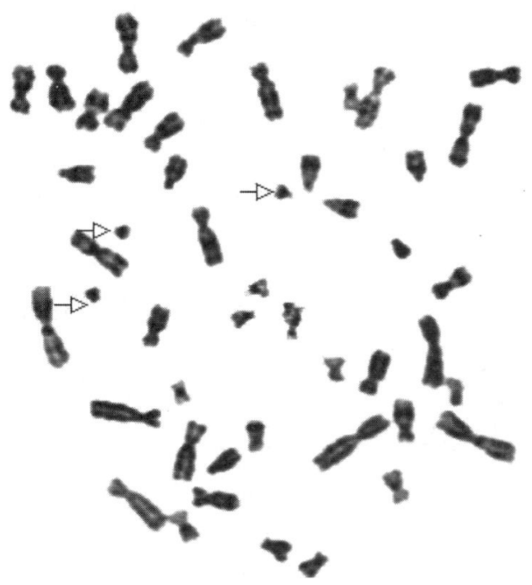

图 2-2-3　21 三体综合征染色体核型
（47，XY，+21）

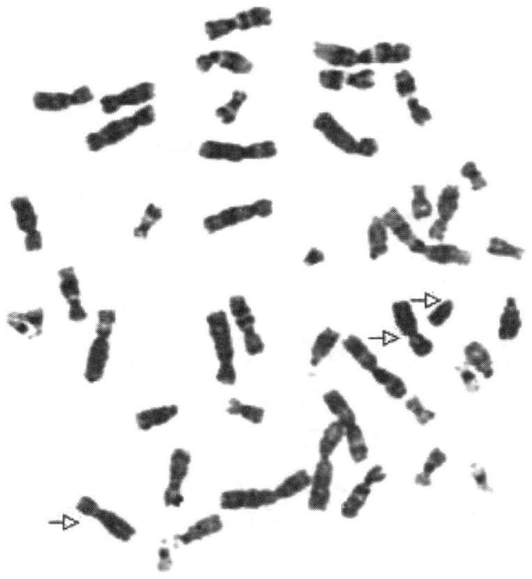

图 2-2-4　先天性睾丸发育不全染色体核型
（47，XXY）

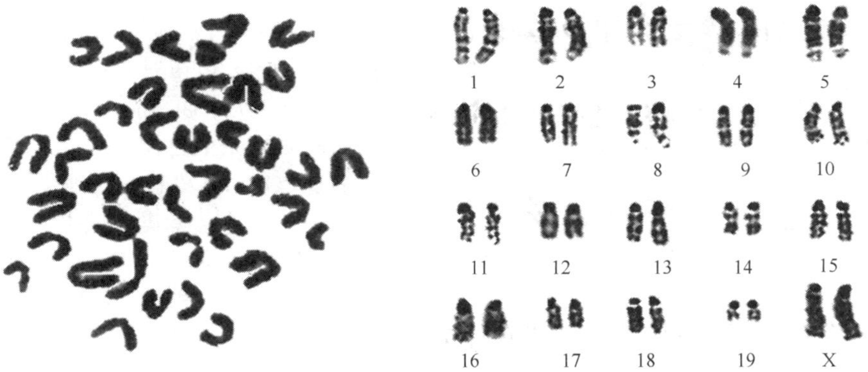

图 2-2-5　正常小鼠骨髓细胞中期非显带染色体与显带核型分析（40，XX）

【注意事项】

（1）注意选择染色体着色均一、形态良好、分散适中的中期分裂象进行观察计数。

（2）观察染色体时必须使用油镜。油镜使用完毕，用擦镜纸蘸镜头清洗液，擦拭油镜镜头和标本玻片。

（3）绘制染色体时，染色体的位置、形状和大小尽量客观真实，染色体用粗实线显示。

【实验报告】

（1）绘制一个细胞中你所观察到的人类染色体中期分裂象图。

（2）在人类外周血染色体标本片上，对一个细胞中的染色体进行计数并鉴定性别（用圆圈或箭头标出 G 组染色体）。

（3）绘制一个细胞中你所观察到的小鼠骨髓细胞中期分裂象图。

【思考问题】

（1）人类染色体分组的依据是什么？可分为几个组？每组包括哪些号数的染色体？

（2）人类染色体和小鼠染色体的形态各有何特点？

（3）如果人类或小鼠染色体标本片出现了较短粗的染色体，是什么原因？

（刘　铭）

四、人类染色体 G 显带技术及 G 显带核型分析

【实验目的】

（1）初步掌握染色体 G 显带的制备技术。

（2）了解人类染色体 G 显带的带型特征。

【实验原理】

染色体显带技术（banding technique）最早开始于瑞典科学家 Caspersson 等（1968 年）的开拓性工作，他们用荧光染料氮芥喹吖因（quinacrine mustard，QM）处理染色体，使染色体的不同部位分化染色，显示出明暗交替的荧光带纹（Q 带）。此后，Pardue 等（1971 年）又用热、碱、盐、胰蛋白酶、尿素等预先处理标本后，经 Giemsa 染色得到了 Giemsa 带（G 带）。在此基础上，人们应用不同的物理化学方法，先后研究出使着丝粒和 Y 染色体长臂部分的结构异染色质选择性着色的着丝粒异染色质带（C 带）；使染色体的末端显示一定深带的端粒带（T 带）；用热缓冲盐溶液处理显示与 Q 带和 G 带相反的反带（R 带）以及显示哺乳动物的核仁组织区带（N 带）等不同带型，其中 N 带也用于着丝点、中心粒、减数分裂联会复合体（synaptonemal complex）的研究。

显带技术可分为两大类：第一类技术产生的带分布于整条染色体上，如 Q 带、G 带和 R 带。这类显带不仅可明确区分人类的各种染色体，而且可以识别每一条染色体的不同节段，对染色体的缺失（deletion）、倒位（inversion）、插入（insertion）、易位（translocation）等微细结构畸变能作出准确的识别。第二类技术针对染色体的特异结构着色，如着丝粒异染色质区（C 带）、端粒（T 带）和核仁组织区（N 带），他们虽不能用于识别每条染色体，但在研究特殊染色体及染色体的局部特殊部位上占很大优势。有时为了研究的需要，可在同一个中期细胞上做不同的显带。

G 显带技术是目前染色体检查的常规使用技术，其特点是每条染色体上可以显示出深浅交替的横纹。G 带的形成与 Giemsa 染料的组成及染色特征有关。Giemsa 染料是由亚甲蓝（methylene blue）、天蓝（shamrock）和曙红（eosine）组成的复合染料，其中，除曙红外均为噻嗪类染料，它们只与 DNA 分子中的磷酸基结合，而不与蛋白质结合。所以，染色体着色首先取决于两个噻嗪分子与 DNA 的结合，在此基础上再结合一个曙红分子，形成 2 ∶ 1 噻嗪 - 曙红沉淀物。此外，着色还取决于一个有助于染料沉淀物积累的疏水环境。染色体上含有高浓度疏水性蛋白的区域有利于噻嗪 - 曙红沉淀物的形成，这些区域相当于含高比例二硫键的氧化态蛋白质区域，对染料亲和力高，处理后显示暗带（dark band）；而另一些区域则为含巯基的还原态亲水性蛋白质区域，对染料亲和力低，所以显示明带（light band）。这表明，在 G 带形成的过程中，蛋白质状态是形成明暗带的一个主要因素，与染色体的功能有关。如果染色体上某一区域的 DNA 为重复序列，转录活性低，相应的包装它们的蛋白质也较稳定，则可能通过较强的二硫键形成稳定的疏水性 α 螺旋结构，形成染料沉淀物积累的环境，显示出暗带。反之，如果染色体上某一区域的 DNA 富含具转录活性的结构基因，则功能上相对活跃，包装它们的蛋白质也较疏松，构象上类似 β 折叠结构，经处理后，二硫键断裂，还原为巯基，不利于染料沉淀物的积累，从而显示明带。

G 带有很多优点，如显带处理时间较短，染色是永久性的，标本可以长期保存，带纹分析较好，用普通光学显微镜即可观察等，是目前一般实验室的常规检查项目（图 2-2-6，图 2-2-7，彩图 31）。

【实验材料、器材与试剂】

1. 材料 染色体标本片（未染色的白片）、G 显带染色体摄影照片、显带分析报告纸。

2. 器材 显微镜、恒温培养箱、冰箱、烘干箱、染色缸、小镊子、小剪刀、胶水、香柏油、镜头清洗液、擦镜纸、水浴箱等。

3. 试剂 0.85% 氯化钠溶液、0.25% 胰蛋白酶溶液、蒸馏水、Giemsa 原液、1/15mol/L 磷酸盐缓冲液（pH 6.8）、4%$NaHCO_3$ 溶液等。

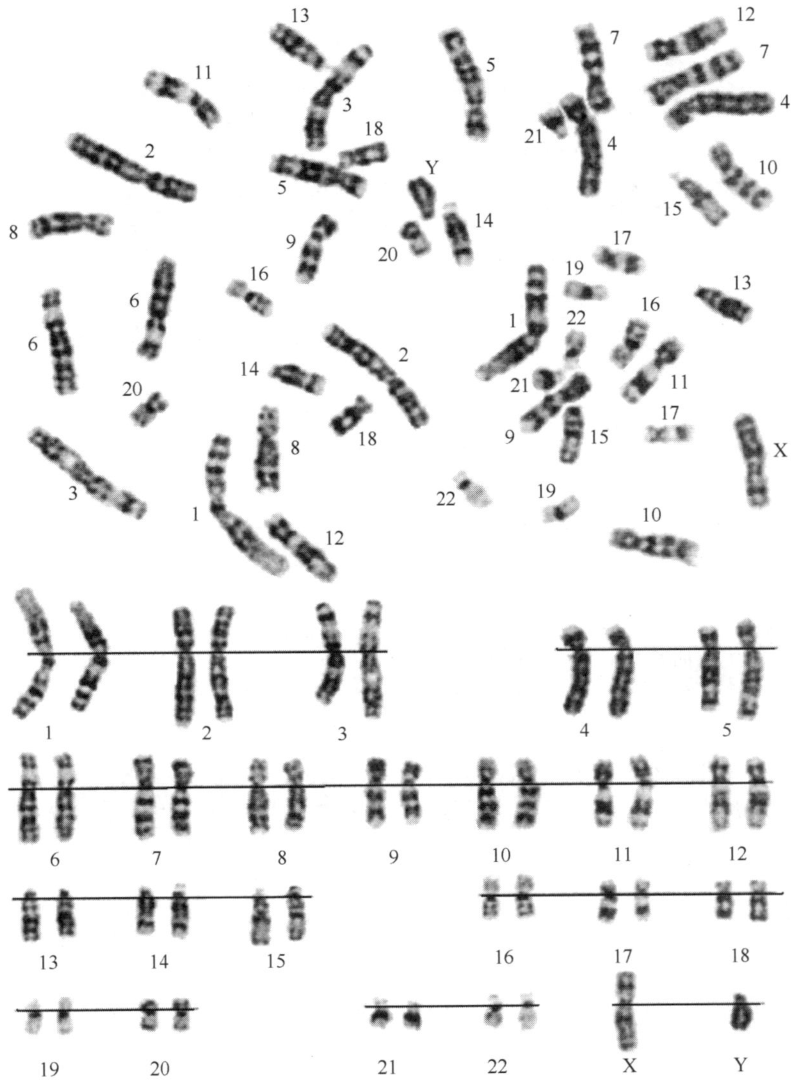

图 2-2-6 正常男性 G 显带核型

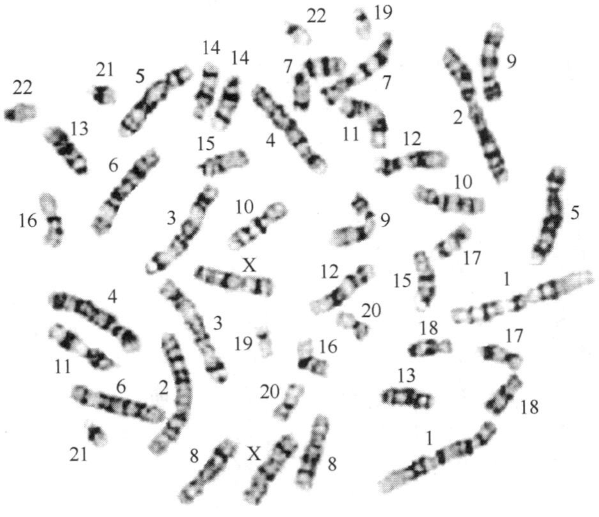

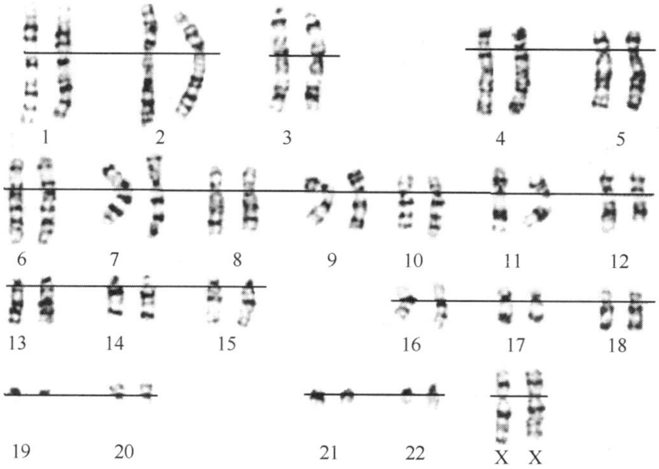

图 2-2-7　正常女性 G 显带核型

【实验内容与步骤】

1. 显带标本制备

（1）用常规的方法制备标本片，片龄应不超过 30 天，一般 5 天左右进行显带染色较好。

（2）在无菌条件下用 0.85% 氯化钠溶液配制 0.25% 胰蛋白酶溶液（置冰箱保存）。

（3）用 4%$NaHCO_3$ 溶液调整胰蛋白酶溶液至 pH 7.2 左右。

（4）将上述胰蛋白酶溶液置 37℃水浴箱中，使胰蛋白酶溶液升温至 37℃。

（5）将标本玻片在 80～90℃烘干箱内烘烤 3h 左右，使标本老化，然后浸入胰蛋白酶溶液中，用镊子夹住，不断摇动玻片，使胰蛋白酶作用均匀，新鲜标本需处理 3～5s，老标本则需处理 3～5min（精确的时间可试片，自行摸索）。

（6）立即取出玻片，0.85% 氯化钠溶液漂洗 2 次，洗掉胰蛋白酶溶液，甩掉氯化钠溶液，空气干燥。

（7）将标本放入 Giemsa 工作液（pH 6.8，Giemsa 原液：磷酸盐缓冲液 =1 ：9）中染色 12～15min。

（8）用自来水冲洗，在空气中干燥，镜检。

2. 正常人类染色体的 G 显带特征　1971 年，巴黎会议制定了人类显带染色体模式图和全程标准。每一条染色体 p 代表短臂（short arm），q 代表长臂（long arm），按照染色体明显而恒定的形态特征，如着丝粒和某些特别显著的带，可作为界标（landmark）。两个界标之间的区域称为染色体区（region）。区和带都是从着丝粒方向起由近向远依次连续以数字编号，书写时无间隔，也无标点。例如，6p23，表示第 6 号染色体短臂，2 区，3 带，即人类分带染色体的命名是根据染色体的号数、染色体的臂号、区号、带号作为标准来命名的（图 2-2-8）。

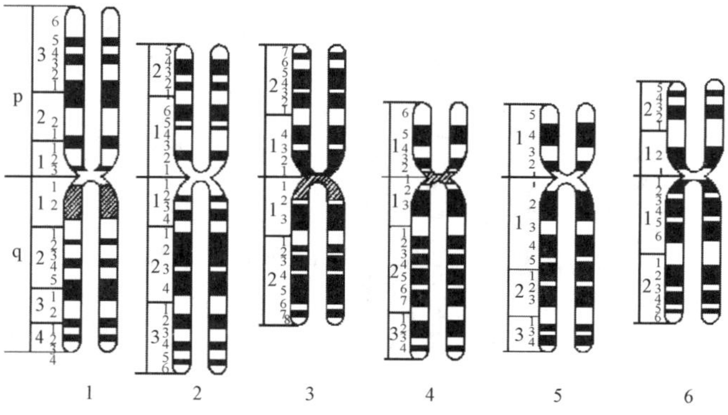

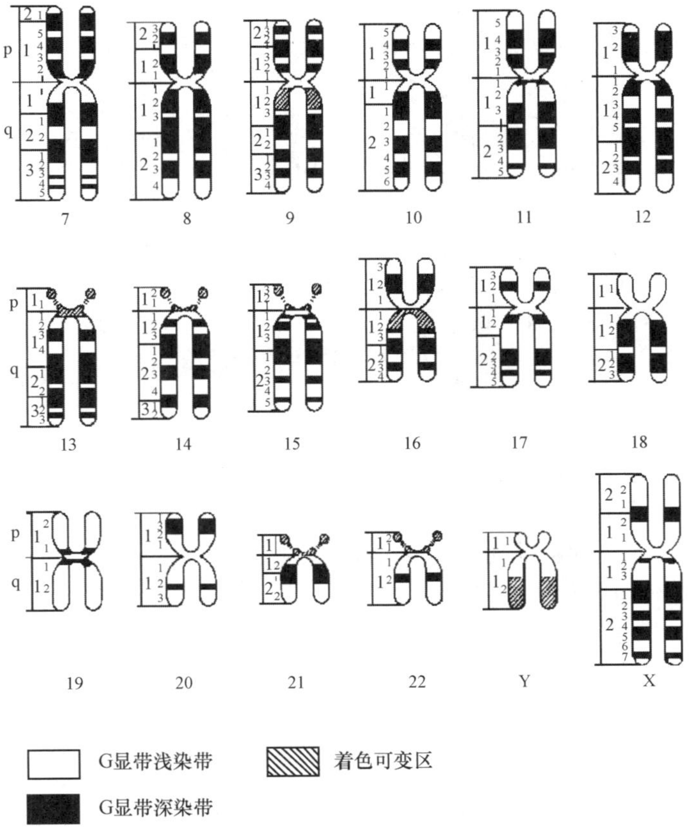

图 2-2-8　正常人体细胞染色体 G 显带带型模式图

染色体 G 带的识别特征：

A 组：1 号染色体：p 近着丝点处有 2 条着中等亮度的带。

q 副缢痕紧贴着丝粒，染色浓。其远侧有一宽的带。

2 号染色体：p 有 4 条均匀的深带，中段的 2 条稍靠近。

q 有 7 条深带。

3 号染色体：p 与 q 的近中段各具有 1 条明显的宽的浅带。

B 组：4 号染色体：p 有 2 条深带。

q 有均匀分布的 4 条深带。

5 号染色体：p 可见 2 条深带。

q 中央 1 条中等着色带。

C 组：6 号染色体：p 中端有一着色浅的宽带，形如“小白脸”，是此染色体的特征，近侧端和远侧端各有一深带。

q 有 4 条分布均匀的深带。

7 号染色体：p 上有 3 条深带，远侧带着色浓，形似“瓶塞”。

q 上有 3 条明显的深带，远侧近末端 1 条着色较淡。

8 号染色体：p 有 2 条深带，分布均匀。

q 有 3 条分界极不明显的深带。

9 号染色体：p 上有 2～3 条带，着丝粒着色浓。

q 上有明显的 2 条深带，次缢痕不着色。

10 号染色体：p 中部有 1 条宽带或 2 条狭带。

q 通常有 3 条深带，越是近着丝粒的带染色越深。

11 号染色体：p 上 2 条带，中部的较宽。

q 上中部的 2 条深带之间夹一阴性带，是分区的界标。

12 号染色体：p 上有 1 条宽带。

q 上近侧有 1 条深带宽，浅带窄。

D 组：13 号染色体：着丝粒区深染，q 有 4 条带或合成一宽的深带。

14 号染色体：q 的近端有 1 条宽带，末端有一中度着色的狭带。

15 号染色体：q 中段有 1 条明显深带，着丝粒区深染。

E 组：16 号染色体：p 中段有 1 条深带。

q 有 2 条中等着色深带，次缢痕着色浓。

17 号染色体：p 有 1 条深带。

q 远侧端可见 1 条深带。

18 号染色体：p 一般为浅带。

q 上有 2 条宽带，近着丝粒的一条带更深、更宽些。

F 组：19 号染色体：着丝粒及其周围为深带，其余为浅带。

20 号染色体：p 有一明显的深带。

q 中段和远侧端可见 1～2 条稍淡的深带，有时全为浅带，此染色体有“头重脚轻”之名。

G 组：21 号染色体：比 22 号短。

q 上有明显宽的深带。

22 号染色体：着丝粒区染色浓。

q 中部有一阳性带。

性染色体：X 染色体：长度介于 6 号和 7 号染色体之间，p 和 q 中段各有 1 条深带，有“一担挑”之名。

Y 染色体：长度变化大，有时整个 q 被染成深带，处理好的标本上可见 2 条深带。

人类染色体 G 带歌谣：

一秃二蛇三蝶飘，四像鞭炮五黑腰。
六号像个小白脸，七盖八下九苗条。
十号长臂三条带，十一低来十二高。
十三十四十五号，三个一样一二一。
十六长臂近点深，十七远端戴脚镣。
十八人小肚皮大，十九中间一点腰。
二十头重脚底轻，二十一像葫芦瓢。
二十二黑头 Y 黑腰，X 染色一担挑。

在理解的基础上熟记歌谣，有助于记忆 G 带染色体的带纹特征，从而识别各号染色体。

【结果观察】

每人用自己所做的 G 显带标本，首先在低倍镜下找到分散良好，染色体长度适中，带型清晰的分裂象，然后依次在高倍镜、油镜下仔细观察。根据各号染色体 G 显带的特征，依次找出 1～22 号常染色体和性染色体。绘成草图，染色体的位置、形状和大小尽量真实（不必绘出带型），并在各染色体旁边标明染色体序号。

【注意事项】

（1）胰蛋白酶处理时间随片龄而不同，片龄越长，胰蛋白酶处理时间越长，所以每批片子在大量分带以前需要进行试片，摸索最佳胰蛋白酶处理时间。

（2）胰蛋白酶预温在 37℃，用 $NaHCO_3$（或 Tris）溶液调 pH 达 7.0～7.2，从而使胰蛋白酶活性最强。

【实验报告】

（1）在 G 带染色体显微镜摄影照片上，编号后用剪刀将染色体沿边缘一条一条剪下。

（2）按染色体分类标准，分组配对排列在分析报告纸上（注意短臂在上，长臂在下，防止贴倒），反复调整，不要分错，认为准确无误后，用胶水贴上，使着丝粒排在一个水平线上，制作出一张染色体 G 带分析报告。

【思考问题】

（1）染色体分带在细胞遗传学研究和疾病诊断中有何重要作用？

（2）染色体标本片为什么要用胰蛋白酶消化才能够显色？

（3）为制备一张好的 G 显带标本，在操作时需注意哪些问题？

（刘 岚）

五、人类染色体 R 显带技术及 R 显带核型分析

【实验目的】

（1）掌握人类染色体 R 显带技术。

（2）了解人类染色体 R 显带的带型特征。

【实验原理】

染色体显带技术最初由瑞典科学家 Caspersson 等发明。他们利用荧光染料处理染色体，使不同区域呈现明暗交替的荧光带纹（Q 带）。随后，Pardue 等经热、碱、盐、胰蛋白酶、尿素等预处理，再经 Giemsa 染色得到 Giemsa 带（G 带）。这些发现推动了研究者使用不同物理化学方法，逐步探索其他染色带型，如着丝粒异染色质带（C 带）、端粒带（T 带）、R 带和核仁组织区带（N 带）。

其中，R 显带技术因与 Q 带、G 带型相反，巴黎会议（1971 年）将其定名为“reverse band”，简称 R 带。R 带是沿染色体的纵轴呈现的深浅相间的带纹，与 G 带的浅带和深带相反。依据带纹的不同，亦能精确识别各对染色体及其片段，因此，R 带不但可作为代替 Q 带、G 带常规显带技术的应用，而且也可作为 G 带的互补带，更有助于确定位于 G 带阴性区的染色体重排断裂点。例如，G 显带显示的染色体两臂末端为浅带时，如果两臂末端发生缺失等异常，一般难以发现和识别，而 R 带正好能将此处显示出易于识别的深带，进一步检测染色体的末端缺失、重排等。在临床应用中，R 显带技术在血液病、某些遗传病的染色体分析中展现出其独特的价值，该技术能够精准地揭示染色体末端结构和变异，为疾病的诊断与治疗提供至关重要的依据。

【实验材料、器材与试剂】

1. 材料 染色体标本片（未染色的白片）、R 显带染色体摄影照片、显带分析报告纸。

2. 器材 普通光学显微镜、恒温水浴箱、天平、棕色试剂瓶、pH 纸、滴管、染色缸、镊子、牙签、吸水纸、擦镜纸、香柏油、酒精温度计等。

3. 试剂 蒸馏水、Giemsa 原液、磷酸盐缓冲液（pH 6.5）、$Na_2HPO_4 \cdot 7H_2O$、KH_2PO_4 等。

【实验内容与步骤】

1. 显带标本制备

（1）pH 6.5 磷酸盐缓冲液制备：A 液为 1/15mol/L $Na_2HPO_4 \cdot 7H_2O$ 溶液（$Na_2HPO_4 \cdot 7H_2O$ 9.465g，蒸馏水 1000mL），B 液为 1/15mol/L KH_2PO_4 溶液（KH_2PO_4 9.07g，蒸馏水 1000mL）。

分别装于棕色瓶中，4℃冰箱保存，用时 A 液与 B 液按 3 ∶ 7 混合，即得 pH 为 6.5 的磷酸盐缓冲液。

（2）将常规法制作的染色体标本（白片）浸入 87℃ pH 6.5 磷酸盐缓冲液中处理 10～15min。

（3）用自来水冲洗数秒钟。

（4）用 Giemsa 染液染色 10min。

（5）蒸馏水冲洗、干燥。

（6）镜检，观察 R 显带的形态特征。

2. 正常人类染色体的 R 显带特征 各号染色体显现的带纹与 G 显带相反，在 G 显带染色体标本出现的深带用 R 显带法就是浅带，同时在 G 显带染色体标本出现的浅带用 R 显带法就是深带（图 2-2-9）。

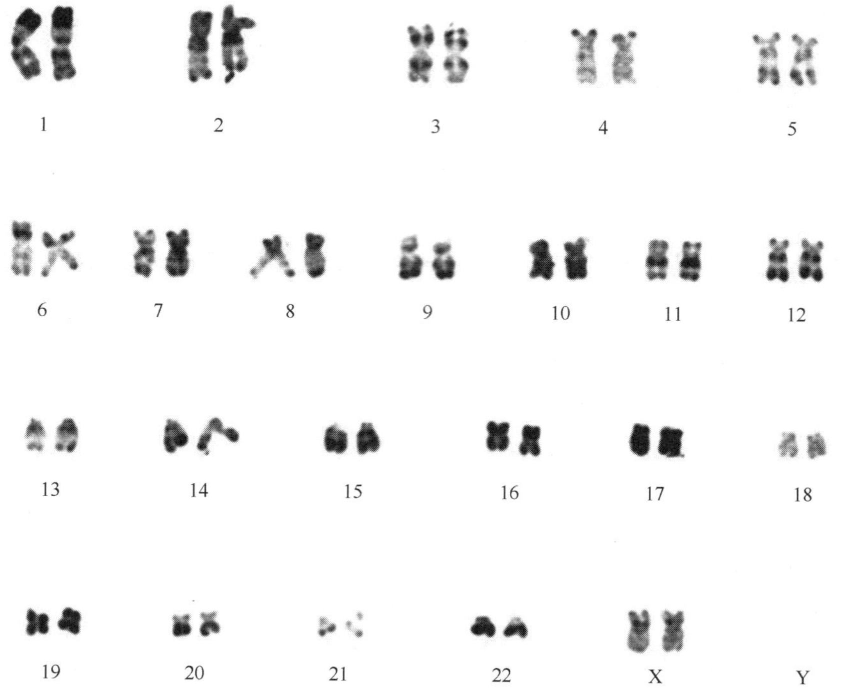

图 2-2-9 正常女性 R 显带核型

【结果观察】

每人用自己所做的 R 显带标本，选择分散良好，染色体带型清晰的分裂象，在油镜下根据上述各号染色体 R 显带的特征，依次找出 1~22 号常染色体和性染色体。绘成草图，染色体的位置、形状和大小尽量真实（不必绘出带型），并在各染色体旁边标明染色体序号。

【注意事项】

（1）制作好的染色体标本片常温放置 2h 以上就可以进行 R 显带，为了获得更好的 R 显带效果，建议尽可能使用新鲜制备的染色体标本片进行分析。

（2）要求缓冲液在 5min 内迅速加热至 87℃，否则缓冲液 pH 要求发生变化。处理时，不断摇动载玻片，避免标本片表面产生气泡。

【实验报告】

（1）在 R 显带染色体显微镜摄影照片上，编号后用剪刀将染色体沿边缘一条条剪下。

（2）按染色体分类标准，分组配对排列在分析报告纸上（注意短臂在上，长臂在下，防止贴倒），反复调整，不要分错，认为准确无误后，用胶水贴上，使着丝粒排在一个水平线上，制作出一张染色体 R 显带分析报告。

【思考问题】

（1）R 显带和 G 显带技术的异同点是什么？

（2）制备染色体 R 显带标本在生物学和医学实践中的具体应用及其重要性是什么？

（吴　昊）

六、人类高分辨显带染色体标本的制备

【实验目的】

（1）了解高分辨显带染色体检查的临床意义。

（2）掌握人类高分辨显带染色体标本制备的基本原理。

（3）熟悉人类高分辨显带染色体标本的制备技术。

【实验原理】

随着细胞同步化技术和显带技术的不断改进，高分辨显带技术应运而生。1976 年，Yunis 等采用氨甲蝶呤（methotrexate）同步培养淋巴细胞方法，获得大量前期、前中期和早中期的有丝分裂象，建立了高分辨染色体（high resolutional chromosome）G 显带的方法。这种方法制备的早期染色体显带数为一般中期分裂象的几倍，人类染色体的单倍体带纹数可增加到 400 条、550 条和 850 条，甚至可达 1200～2000 条之多，增加了染色体带纹的分辨率，且只要使用光学显微镜观察就能高度分辨染色体。这种丰富精细的染色体带纹，不仅可用于分析染色体内部结构的微细变化，加深人们对染色体的认识，而且发现了以往无法发现的某些染色体微小易位、缺失等畸变，并可确定异常染色体的准确断裂点，提高了染色体畸变的诊断率。故对用一般 G 带分辨有困难的染色体异常，用高分辨染色体技术判定断裂点就更为确切了。因此，高分辨显带染色体技术可在更精确的水平上确定染色体异常与临床症状之间的关联，这在临床诊断以及基因定位上具有重要意义。目前，染色体显带技术已在染色体疾病和癌症方面得到广泛应用，成为人类遗传学研究和临床细胞遗传学诊断的重要工具。

由于 Yunis 高分辨染色体制备方法存在着一系列的困难，故未能广泛地用于医学实践，为此国内外许多学者对高分辨染色体制备方法进行了改进。本实验采用溴化乙锭（EB）制备人类高分辨染色体。溴化乙锭是一种啡啶荧光染料，可无选择地嵌入 DNA 或 RNA，抑制它们的合成，并阻碍与染色体收缩有关的蛋白质与 DNA 分子的结合。该方法可以有效延长前期至中期的分裂时间，使细胞停留在早期，延长细胞分裂周期，并抑制前一周期的进展，从而获得高分辨染色体。EB 制备法方法简单、效果稳定可靠。

【实验材料、器材与试剂】

1. 材料 人外周血。

2. 器材 光学显微镜、恒温培养箱、冰箱、烤箱、恒温水浴箱、天平、60mL 染色缸、100mL 小烧杯、刻度吸管（1mL）、滴管、滴头、离心管、针管、镊子、载玻片、擦镜纸、吸水纸、玻片架等。

3. 试剂 RPMI-1640 培养基、肝素、溴化乙锭、0.075mol/L KCl、甲醇、冰醋酸、2.5% 胰蛋白酶（pH 7.0）、秋水仙碱、0.4% 酚红、5% $NaHCO_3$ 溶液、pH 6.8 磷酸盐缓冲液、Giemsa 原液、生理盐水、蒸馏水、香柏油、镜头清洗液等。

【实验内容与步骤】

1. 细胞培养 按常规法培养外周血。收获细胞前 2h 加入溴化乙锭，最终浓度为 20μg/mL。终止培养前 1h 加秋水仙碱，终浓度为 0.5μg/mL。

2. 收获细胞和制备染色体

（1）将培养的细胞移入离心管中，以 2000r/min 离心 6min，弃去上清液，留下约 0.5mL 上清液。

（2）缓慢加入 0.075mol/L KCl 至 2～6mL，置 37℃水浴低渗处理 15min。

（3）预固定：加 1mL 新鲜配制的 3 ∶ 1（甲醇∶冰醋酸）固定液，混匀后，以 2000r/min 离心 6min，弃去上清液。

（4）第一次固定：缓慢加入固定液 2～4mL，放置 20min 后，以 2000r/min 离心 6min，弃去上清液。

（5）加固定液 2～6mL，放置 20min，使细胞悬液透明度呈毛玻璃状，进行第二、第三次固定（方法同第一次固定）。

（6）离心后，吸去上清液，加入适量的固定液，用吸管轻轻将细胞打散成细胞悬液，滴在预冷好的载玻片上。置显微镜下观察，染色体分散良好，即可制片。

3. 显带处理 将制备好的标本经 70℃烤片 2h，待自然冷却后，将玻片标本浸入 0.125% 胰蛋白酶工作液（$NaHCO_3$ 调 pH 至 7.0 左右，加入 0.4% 酚红 2～3 滴）中，在 37℃水浴箱中显带处理 40s 左右，再移至 10% Giemsa 染色缸中染色 10min，自来水冲洗，空气中干燥，然后镜检。

【结果观察】

在低倍镜下选择分带清楚且染色体较长的分裂象，然后在油镜下观察。可见染色体长度较中期明显细长。晚前期：染色体很长，带纹可以分辨，在 1000～1200 条，识别有一定困难。前中期：染色体也较长，带纹分辨清晰，识别较易，带纹在 800 条左右。早中期：染色体较长，带纹清晰，400～600 条，具有中期分裂象特点，容易识别（图 2-2-10）。

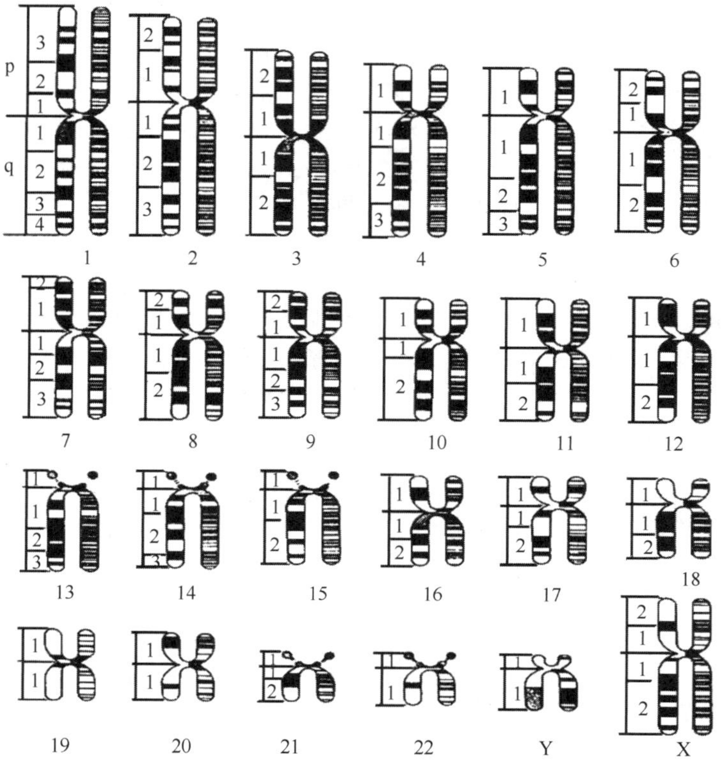

图 2-2-10　正常人体染色体 G 显带及高分辨显带核型模式图

左侧：普通 G 显带；右侧：高分辨 G 显带

【注意事项】

（1）需把控好秋水仙碱的浓度，不能过高或过低。

（2）注意加入溴化乙锭后的时间，在溴化乙锭加入 2h 后，收获细胞的实验效果较为理想。

（3）制片后作 G 显带，一般间隔时间不宜太长，此情况与一般染色体 G 显带制备相同。

【实验报告】

（1）提交一张高分辨染色体标本片。

（2）绘制 1 幅高分辨染色体分裂象简图，并标明染色体的序号。

【思考问题】

（1）人类高分辨显带染色体标本制备的基本原理是什么？

（2）人类高分辨显带染色体有何应用价值？

（3）如何能制备出高分辨显带染色体标本？具体操作时需注意哪些问题？

（吴 昊）

七、人羊水细胞培养及染色体标本的制备与观察

【实验目的】

（1）熟悉羊水细胞培养及羊水细胞染色体制备的基本方法。

（2）了解羊水细胞培养及染色体标本制备在产前诊断中的应用价值。

【实验原理】

众所周知，胎儿在羊水（amniotic fluid）中生长发育，因此羊水中含有胎儿的代谢产物以及消化道和体表的脱落细胞。通过对羊水中特定成分（如甲胎蛋白等）进行生化分析，可以评估胎儿代谢情况。另外，对羊水中胎儿脱落细胞进行分析，可以直接获取胎儿染色体核型。这些用于胚胎时期遗传及代谢等疾病的检测方法，称为产前诊断（prenatal diagnosis）。

羊水细胞培养是产前诊断中应用最广的方法之一。对羊水细胞进行细胞遗传学、生化遗传学和分子遗传学的分析，可以判断胎儿的染色体或基因是否正常。若属异常，则可及时终止妊娠，或采取其他预防和治疗措施。在妊娠 16 周时，羊水量可达 170mL，容易采集，此期羊水内活力细胞的比例较高，且存在易于生长的上皮样细胞（epithelioid cell）、成纤维样细胞（fibroblast-like cell）等细胞类型，亦可用于各种酶活性的测定。然而，大部分羊水中的脱落细胞已经角化，失去分裂能力，因此，如进行染色体分析或生化测定，必须通过体外培养来实现细胞的大量增殖。

【实验材料、器材与试剂】

1. 材料 人羊水。

2. 器材 10mL 刻度离心管、1mL 及 20mL 注射器、25mL 培养瓶、5mL 移液管、量筒、滴管、吸管、G6 玻璃滤器、微量注射器、各种橡皮塞、工作服、口罩、帽子、21 号长腰穿针头（带针芯）、酒精灯、消毒棉球、火柴、大小镊子、手术剪、试管架、pH 试纸、载玻片、香柏油、镜头清洗液、擦镜纸、超净工作台、离心机、恒温培养箱、恒温水浴箱、倒置（或普通）显微镜、高压灭菌锅、精密天平等。

3. 试剂 D-Hank's 液（或生理盐水）、4% $NaHCO_3$ 溶液、双抗（青霉素、链霉素）溶液、200mmol/L 谷氨酰胺溶液、0.25% 胰蛋白酶溶液、磷酸盐缓冲液（PBS）、Carnoy 固定液、TC199 粉、Hepes、10μg/mL 秋水仙碱溶液、0.075mol/L KCl 低渗液、1/15mol/L 磷酸盐缓冲液、Giemsa 染液等。

【实验内容与步骤】

1. 羊水细胞培养

（1）羊水采集：对符合产前诊断的对象，一般在妊娠 16～20 周，由有经验的妇产科医师操作：在无菌条件下，用带 21 号长腰穿针头（带针芯）的 20mL 注射器经腹壁穿刺抽取羊水（需在 B 超指导下进行）。为了避免污染，弃去最先抽取的 2～3mL 羊水，更换一支注射器再抽取 15～20mL 分装于两个刻度离心管中并加盖。登记受检者姓名、年龄、孕龄、羊水量及状况（有无血污染等）、抽取时间、受检目的等。

（2）培养：将抽取的羊水，以 1000r/min 离心 5min，在酒精灯火焰上方打开瓶塞，用吸管弃去上清液，留 0.5～1mL 制成细胞悬液，注入 2 或 4 个培养瓶中，每瓶再加入已配好的 TC199 培养液 2mL，塞紧瓶盖，轻轻摇动培养瓶，使细胞均匀悬浮于培养液中，之后平放于 37℃恒温培养箱中进行培养。

（3）培养情况观察：培养第 5 天后，用倒置显微镜（或普通显微镜，将培养瓶翻转）进行观察，可见瓶壁有生长成堆的梭形、多角形及圆形细胞，第 10～12 天细胞间互相连接形成单层，为

了更便于细胞生长，可于培养第 5 天，换液一次。一般培养至第 7 天，细胞即生长成“小岛”，如不传代培养，第 9～15 天即可制作染色体标本。

（4）原瓶传代培养：当培养瓶中的细胞生长成 4～5 个克隆（孤立的“小岛”）时，为了使细胞分散，生长得均匀旺盛，必要时可做原瓶传代培养（或传代培养）。

1）在无菌条件下，首先弃去培养瓶中的培养液，用无菌的 D-Hank's 液或生理盐水冲洗两次，然后加入预温（37℃）的 0.25% 胰蛋白酶溶液 0.5mL，消化 3～5min，待细胞表面出现肉眼可见的皱形变化或在倒置显微镜下看到有裂缝时，说明细胞层已开始脱壁，此时可倒掉胰蛋白酶，加入 2mL 完全培养液。

2）用滴管反复冲洗瓶壁，使细胞从瓶壁上脱落并均匀地散开，制成细胞悬液，置 37℃静置培养。

3）一般在 4h 开始贴壁，24h 贴壁完毕。第 2 天镜检如细胞贴壁，轻轻吸去培养液另加入 2mL 新培养液，置 37℃继续培养。

4）以后每 2～3 天换一次培养液，培养 10～14 天时，如出现接触抑制（contact inhibition），或在贴壁的背景上出现较多的圆形细胞时，即可准备收获制片。

2. 羊水细胞染色体标本的制备

（1）当原代培养到第 9～15 天，或经原瓶传代培养细胞生长旺盛，在贴壁细胞层的背景上出现圆形细胞时，即可加入 10μg/mL 秋水仙碱 0.01mL 使其终浓度为 0.05μg/mL，仍置 37℃下培养 2h。如细胞多时，培养 1h 后即可收获。

（2）终止培养后，从恒温箱中取出培养瓶，摇动培养瓶，将培养液移入离心管中；用 D-Hank's 液冲洗培养瓶 1～2 次，将冲洗液也倒入离心管中；培养瓶中加入预温的 0.25% 胰蛋白酶溶液 0.5～1mL，消化 5min，用滴管反复冲洗瓶壁，使细胞充分脱落，将酶解下来的细胞液倒入之前同一离心管中；继续用生理盐水冲洗培养瓶，冲洗液同样也倒入上述离心管中，用吸管小心吹打离心管中液体，成细胞悬液。

（3）1500r/min 离心 10min，弃去上清液。

（4）加入预温的 0.075mol/L KCl 溶液 5mL，轻轻摇匀，在 37℃条件下低渗 10～15min。

（5）加入 1mL 新配制的 Carnoy 固定液，充分混匀，以 1000r/min 离心 10min。

（6）弃去上清液，加入新配制的固定液 5mL，轻轻摇匀，室温下固定 30min 后离心，更换固定液，重复固定 2～3 次。

（7）1000r/min 离心 10min，吸弃上清液，视细胞多少，酌情加入固定液 0.3～0.5mL，制成细胞悬液，滴冰片。

（8）Giemsa 常规染色（或 G 显带处理）。

【结果观察】

将制备好的羊水细胞染色体标本片置于显微镜下观察，在低倍镜下选择分散良好的分裂象后置油镜下观察，计数染色体的条数，并进行核型分析。

【注意事项】

（1）羊水培养过程中，防止污染非常关键，要注意无菌操作。

（2）每次更换新的培养液时，要把新培养液预温（37℃）后再更换。

（3）在密闭式培养中，培养基 pH 6.6～6.8 是羊水细胞贴壁成功的关键，pH 7.0 以上不利于细胞的贴壁。如有 CO_2 培养箱，则可采用开放式培养，效果会更好。

（4）须掌握好细胞收获时机，提前或延缓收获均可影响中期细胞的收获量。

（5）由于羊水细胞分裂象少，因此操作时要细致小心，防止细胞丢失。

【实验报告】

（1）简要写出羊水细胞培养的基本程序和实验记录（包括隔日对细胞进行观察的结果的描述）。

（2）对你所观察的羊水细胞染色体进行核型分析，并给出诊断结果。

【思考问题】

（1）在羊水细胞培养的过程中，如何避免细胞污染？

（2）对接种培养的细胞做常规检查时，如发现培养液变成柠檬黄色且浑浊，或培养液变成紫红色时，分别表明实验中出现了什么问题？如培养液呈黄色但仍澄清，应该怎么处理？如培养液为澄清的橘红色，可能是什么情况？

（吴　昊）

八、人类姐妹染色单体交换标本制备与分析

【实验目的】

（1）了解制备姐妹染色单体交换标本片的基本过程及原理。

（2）熟悉姐妹染色体交换的形态特点和实验意义。

【实验原理】

姐妹染色单体交换（sister chromatid exchange，SCE）是指一条染色体的两条姐妹染色单体在同一位点上发生同源片段的交换。由于互换是对等的，因而染色体的形态没有改变。一般认为，SCE 主要在 DNA 合成期（S 期）形成，可能与 DNA 双链的断裂（breakage）与复合（reunion）有关，SCE 的发生频率可反映细胞在 S 期的受损程度。SCE 的产生是损伤已经发生的重要标志，理化因子对 SCE 诱导能力与其致癌性之间存在高度的相关性。

在分裂的细胞中，每条染色体均由两条姐妹染色单体组成，每条染色单体则由一条双链 DNA 分子构成。当细胞所处环境中存在大量脱氧胸苷嘧啶（deoxythymidine）的类似物——5- 溴脱氧尿苷（5-bromo-2-deoxyuridine，BrdU）时，可专一取代胸腺嘧啶脱氧核糖核苷（TdR），而掺入到新复制的 DNA 链中（图 2-2-11）。在 BrdU 中培养的细胞经过第一个细胞周期后，每条染色体的两条姐妹染色单体的 DNA 双链中各有一股链含有 BrdU。在第二个细胞周期后，两条姐妹染色单体中，一条单体的 DNA 双链类似于第一个周期，含有 BrdU 的单股链；而另一条单体的 DNA 双链中两股均含有 BrdU。含有两股 BrdU 的染色单体螺旋结构较松散，Giemsa 染色时呈浅色；而只含有单股 BrdU 的染色单体呈深色。姐妹染色单体因 BrdU 含量不同而显现不同的颜色，同源片段交换时，根据染色单体中深浅不一的着色片段可加以区分。可利用这一技术检测同一染色体的两条

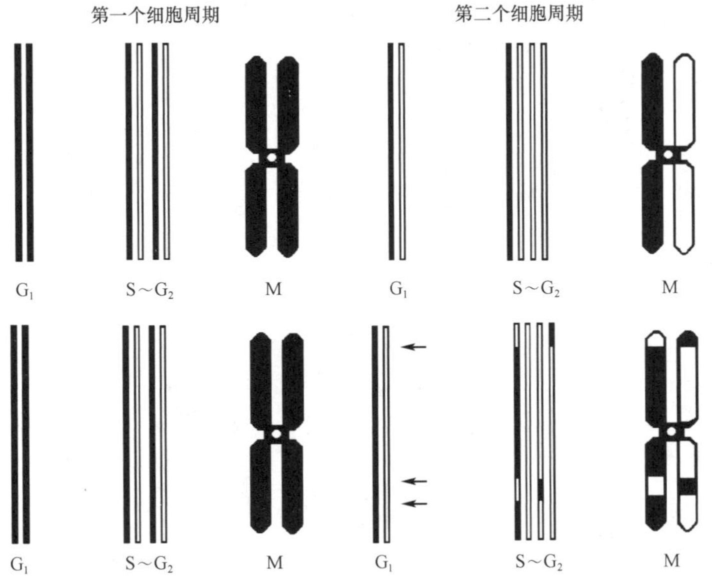

图 2-2-11　SCE 形成原理

姐妹染色单体互换（SCE）情况。

已经证明，许多致癌和致突变剂可诱发姐妹染色单体互换、染色体断裂、重排等。检测 SCE 频率是一种灵敏、简便且高效的方法，以用于评估致癌性与致突变性。因此，SCE 实验被广泛应用于检测可疑的环境诱变剂、致癌剂或识别肿瘤易感人群，是细胞遗传毒理学中最经典且最常用的指标之一。

【实验材料、器材与试剂】

1. 材料 人外周全血。

2. 器材 外周血淋巴细胞培养有关器材（见人类外周血淋巴细胞培养及染色体标本制备相关实验），30W 紫外线灯等。

3. 试剂 500μg/mL BrdU 溶液、2×SSC 液、pH 6.8 PBS 缓冲液、Giemsa 原液、蒸馏水、香柏油、镜头清洗液等。

【实验内容与步骤】

1. BrdU 染色体标本的制备 外周血淋巴细胞培养方法见前述实验。培养 24h 后向培养液中加入 BrdU 溶液，终浓度 10μg/mL。培养瓶以黑色纸包装（避光以防 BrdU 分解），37℃继续培养 48h。按常规制备染色体标本。

2. SCE 标本制备

（1）染色体标本置于 37℃恒温箱中干燥 24h。

（2）将标本片正面朝上平放于培养皿中，用两根牙签支垫起，加入 2×SSC 液 10mL（以不超过标本片为度），在标本片上盖一张比标本略大的擦镜纸，使纸边垂入 2×SSC 液中，以保持标本湿润。

（3）将标本置于 55℃的水浴箱中温育，上用 30W 紫外线灯垂直照射（距离约 10cm）标本 30min。

（4）取出标本，立即用温蒸馏水冲洗。

（5）Giemsa 染液（pH 6.8，PBS 缓冲液∶Giemsa 原液 =9∶1）染色 10min 左右。自来水冲洗，空气中干燥后备检。

【结果观察】

选择染色体长度适中、展开良好、染色分化明显且含有正常二倍体染色体数的中期相观察计数。记录的标准：对端部出现的交换计为一次 SCE，中部出现交换的计为两次 SCE；对在着丝点部位发生交换，判明不是两条染色体在着丝点部位发生的扭转，计为一次 SCE。随机观察 10 个符合标准的中期相，记录每个细胞中 SCE 总数，计算 SCE 频率（SCE 数 / 细胞）（图 2-2-12，彩图 32）。

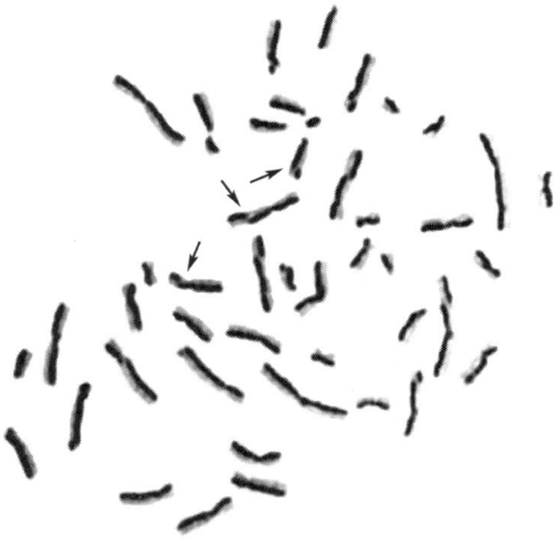

图 2-2-12 人外周血淋巴细胞中期染色体（示 SCE）

【注意事项】

（1）向培养液中加入 BrdU 后，注意避光，尽量于黑暗条件下培养。

（2）制备好的标本染色前需经过老化。

（3）注意区别因染色体扭转而造成的交换假象。

【实验报告】

选择 20 个分散良好的分裂象，对 SCE 计数，计算其频率（SCE 数 / 中期分裂象）。

【思考问题】

（1）SCE 形成的原理是什么？ SCE 实验有何实用价值？

（2）为什么检测 SCE 频率要经过两个复制周期？

（吴　昊）

实验三　人类一些正常性状的遗传分析

一、苯硫脲尝味实验

【实验目的】

（1）通过对苯硫脲尝味能力的测试，分析尝味能力与基因型的关系，并计算该小群体中的基因频率与基因型频率。

（2）通过对苯硫脲尝味能力的测试，加深对单基因遗传中不完全显性遗传方式的理解。

【实验原理】

苯硫脲（phenylthiocarbamide，PTC）是硫脲的苯基衍生物，为白色结晶粉末，因分子中含有硫代酰胺基官能团而有苦涩味，其化学分子式如下。

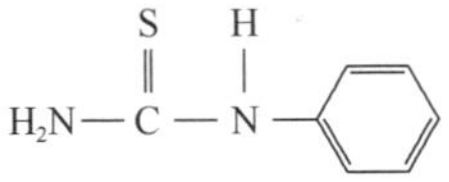

人类对 PTC 有不同的尝味能力，不同种族、民族、人群和个体对该物质尝味能力不同。PTC 尝味能力受单基因控制，是由位于 7 号染色体上（7q35—q36）的一种苦味味觉感受器基因 *TAS2R38* 决定的，属于常染色体不完全显性遗传，即杂合子的表现型介于显性纯合子与隐性纯合子之间。

能品到 1/3 000 000～1/750 000 浓度的 PTC 溶液有苦涩味者，为显性纯合个体，基因型为 *TT*；能品到 1/400 000～1/50 000 浓度的 PTC 溶液有苦涩味者，为显性杂合个体，基因型为 *Tt*；能品到 1/24 000 浓度的 PTC 溶液（PTC 粉状结晶）有苦涩味者，则为隐性纯合个体，基因型为 *tt*；对 PTC 粉状结晶无反应者基因型也为 *tt*。在中国汉族人中，味盲（*tt*）约占 9%，目前已知纯合体味盲（*tt*）者易患结节性甲状腺肿，因此 PTC 尝味能力可以作为该病的一种辅助性诊断指标。

通过 PCR-RFLP 实验证明绝大多数尝味者与味盲者的区别在于该基因存在三处单核苷酸多态性，体现在其编码的蛋白质多肽链中分别为第 145、785 和 886 位，即尝味者 G145（丙氨酸）和味盲者 C145（脯氨酸）、尝味者 T785（缬氨酸）和味盲者 C785（丙氨酸）、尝味者 A886（异亮氨酸）和味盲者 G886（缬氨酸）。

【实验器材与试剂】

1. 器材　吸管、滴瓶、漱口杯等。

2. 试剂　PTC 粉末、蒸馏水、各种不同浓度梯度的 PTC 溶液等。

【实验内容与步骤】

（1）配制不同浓度梯度的 PTC 溶液，从高浓度到低浓度依次编为 1～12 号，第 13 号为蒸馏水（distilled water）。

（2）尝味能力测定从第 13 号开始，按从低浓度到高浓度顺序依次进行。受试者用吸管滴 1～2 滴于舌根上进行尝味，以刚能尝到苦涩味的溶液号数为对 PTC 尝味能力的阈值等级。

（3）若对最高浓度的溶液都尝不出苦涩味者，可取少许 PTC 粉末放于舌根上，再尝其味。

（4）根据 PTC 尝味结果，记录自己对苦涩味的第一反应浓度，判断出自己可能的基因型：当 PTC 浓度在 1/750 000 时就能尝出苦涩味者基因型为 *TT*；在浓度为 1/400 000～1/50 000 时能尝出苦涩味的基因型为 *Tt*；在浓度大于 1/24 000 时，才能尝出苦涩味的基因型为 *tt*。

【注意事项】

（1）PTC 尝味时，需按照由低浓度到高浓度的顺序进行。

（2）尝味过程中，吸管不得接触受试者口、舌等部位。

（3）尝味完成后，要特别注意吸管一定放回到原来的溶液中，吸取不同浓度 PTC 溶液的吸管不得混淆。

（4）若先品尝了高浓度 PTC 溶液，要反复漱口后再进行测定。

【实验报告】

根据 PTC 尝味的实验结果，统计班上同学的尝味能力，分析一下基因型为 *TT*、*Tt*、*tt* 的人各有多少？分别求出百分比、基因频率和基因型频率。应用 Hardy-Weinberg 定律推算出显性基因（*T*）和隐性基因（*t*）在本班级中是否处于平衡状态，如不平衡，请分析原因。

【思考问题】

（1）如何区分完全显性遗传、不完全显性遗传及不规则显性遗传方式？

（2）人类还存在对其他一些化学物质的尝味能力的种族差别吗？

（郝建卿）

二、ABO 血型检测

【实验目的】

（1）了解人类 ABO 血型遗传性状形成的原理。

（2）掌握人类 ABO 血型测定的方法。通过对 ABO 血型的遗传调查，练习推算复等位基因频率与基因型频率。

（3）观察红细胞凝集现象。

【实验器材与试剂】

1. 器材 酒精棉球、消毒干棉球、一次性采血针、载玻片、毛细管、记号笔、消毒牙签等。

2. 试剂 “抗 A”和“抗 B”标准血清等。

【实验原理】

目前已经发现并被国际输血协会承认的血型系统有 30 种，包括超过 600 种抗原，其中大部分罕见，人类 ABO 血型是红细胞血型系统中的一种，基因定位于染色体 9q34，受一组复等位基因（I^A、I^B 和 i）控制，于 1901 年为 Landsteiner 首先发现。

在人类的红细胞（red blood cell）膜上存在着 A 和 B 两种抗原（又称为凝集原 A 和凝集原 B），同时，血清中有抗 A 和抗 B 两种天然抗体（即凝集素 α 和凝集素 β）。凝集素 α 可使含有凝集原 A 的红细胞凝集，凝集素 β 可使含有凝集原 B 的红细胞凝集。因此，在一个人的血清（blood serum）中，只能含有不会使自身红细胞凝集的抗体（antibody）。根据每个人红细胞所含凝集原的不同，ABO 血型（blood type）可分为四种：A、B、AB 和 O 型。

抗原（antigen）的本质是蛋白质，其形成受基因控制。形成四种 ABO 血型的抗原是三个复等位基因（multiple allele）组合的结果。其中 I^A 基因产生 A 抗原，I^B 基因产生 B 抗原，i 基因不产生抗原；I^A 和 I^B 为显性基因（dominant gene），i 为隐性基因（recessive gene），且 I^A 和 I^B 为共显性（codominance）。以上三种基因可组合成 6 种基因型（genotype），4 种表现型（phenotype）（表 2-3-1）。

表 2-3-1　ABO 血型遗传基础

表现型（血型）	基因型	细胞膜上的抗原	血清中的天然抗体
A	I^AI^A、I^Ai	A	抗 B（β）
B	I^BI^B、I^Bi	B	抗 A（α）
AB	I^AI^B	AB	—
O	ii	—	抗 A（α）、抗 B（β）

鉴定一个人的血型需要两种标准血清，一种为抗 A 血清（即 B 型血人的血清），呈淡绿（蓝）色；另一种为抗 B 血清（即 A 型血人的血清），呈淡红（黄）色（不同颜色均为易于区分的两种血清而添加的指示色）。两种抗体的每一种将凝集含有相对应抗原的红细胞。因此一种血液其红细胞在抗 A 血清中发生凝集者为 A 型，在抗 B 血清中发生凝集者为 B 型，在两种血清中都凝集者为 AB 型，都不凝集者为 O 型（表 2-3-2）。

表 2-3-2　凝血反应

血清反应		被检者血型
抗 A 血清	抗 B 血清	
+	−	A
−	+	B
+	+	AB
−	−	O

【实验内容与步骤】

1. 标记　取一洁净的载玻片，在其两端分别用记号笔标记抗 A 和抗 B 字样，吸管吸取抗 A 和抗 B 标准血清各一滴，分别滴于玻片的相应部位。

2. 采血　用酒精棉球消毒受试者的耳垂或中指末端，再用消毒过的一次性采血针刺破耳垂或中指皮肤，用毛细管吸取血液，将第一滴弃去，然后吸取 1～2 滴血。

3. 血型鉴定　将血液分别向标明抗 A 和抗 B 的两个标准血清中各滴一滴，然后立即用两支牙签分别搅拌，使红细胞与血清充分混匀。

4. 结果观察　在室温下（20～37℃范围）搁置 5～10min，观察血液有无凝集现象（混匀的血液如逐渐由混浊变为透明出现大小不等的红色颗粒，表明红细胞已凝集，为阳性；如仍呈淡红色混浊状，不出现颗粒则表明无凝集现象，为阴性）。有时因为比重关系血细胞下沉团聚，貌似凝集，但只要稍加晃动，玻片又恢复混浊状，这种情况不算凝集。如分析有困难，可借助显微镜在低倍镜下观察，即清晰可见是否凝集（图 2-3-1）。

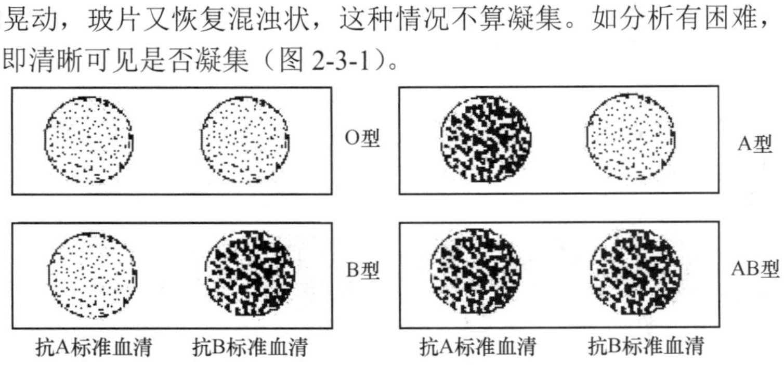

图 2-3-1　ABO 血型检查结果判断

5. ABO 血型复等位基因频率的计算 在遗传平衡群体中，可通过表现型频率来计算。设 $\overline{A}$、$\overline{B}$、$\overline{AB}$、$\overline{O}$分别代表 A 型血、B 型血、AB 型血和 O 型血的表现型频率，$\overline{A}+\overline{B}+\overline{AB}+\overline{O}$=100%=1，设 p、q、r 分别为 I^A、I^B、i 的基因频率，$p+q+r$=100%=1。表现型频率与基因型频率关系见表 2-3-3。

表 2-3-3 ABO 血型基因型频率与表现型频率关系

表现型	基因型	基因型频率	表现型频率
A	I^AI^A、I^Ai	p^2+2pr	$\overline{A}=p^2+2pr$
B	I^BI^B、I^Bi	q^2+2qr	$\overline{B}=q^2+2qr$
AB	I^AI^B	$2pq$	$\overline{AB}=2pq$
O	$i\,i$	r^2	$\overline{O}=r^2$

在一个被调查的群体中，已知各种血型所占的百分率，可首先计算出 r：$\overline{O}=r^2$，所以 $r=\sqrt{\overline{O}}$，然后依次计算 p、q。

【注意事项】

（1）标准血清必须是在有效期内的，在冰箱保存，用毕后尽快放回。

（2）滴加血液时应注意毛细管尖部不要触及标准血清。

（3）要注意判定结果的时间，过短会发生假阴性，过长会引起标本干涸。

（4）采血前保持精神放松，不要紧张；采血时应注意消毒，防止穿刺部位皮肤感染；采血后用消毒干棉球按住采血部位片刻。

【实验报告】

（1）根据 ABO 血型的检测结果，统计班上同学各种血型所占的百分率，并计算 I^A、I^B、i 的基因频率。

（2）通过 ABO 血型的检测，了解自己的血型，并由此推断父母亲及同胞的血型和可能的基因型。

【思考问题】

（1）为什么输血前要进行交叉配血？

（2）为什么人类的血型性状应该符合遗传平衡定律？

（郝建卿）

三、MN 血型检测

【实验目的】

（1）掌握 MN 血型鉴定的原理与方法。

（2）通过对 MN 血型的检测，计算共显性遗传的基因频率。

【实验器材与试剂】

1. 器材 酒精棉球、消毒干棉球、一次性采血针、玻片、毛细管、小试管、消毒牙签等。

2. 试剂 生理盐水，抗 M、抗 N 标准血清等。

【实验原理】

除 A、B 血型抗原外，人类红细胞膜上还存在另一类血型抗原叫 MN 抗原。1927 年，Landsteiner 和 Levine 发现了 M 和 N 血型抗原。根据红细胞上所含 M、N 抗原的不同，将人体血液分为 M 型、N 型和 MN 型三种血型。红细胞膜上含有 M 抗原的为 M 型，含有 N 抗原的为 N 型，含有 M、N 两种抗原的为 MN 型。MN 血型是独立于 ABO 血型系统之外的另一类红细胞血型系统。MN 血型属于共显性遗传，使用抗 M 血清凝集素可使含有 M 抗原的红细胞凝集，使用抗

N 血清凝集素，可使含有 N 抗原的红细胞凝集，同时使用抗 M、抗 N 血清凝集素可使含有 M、N 抗原的红细胞凝集。根据上述不同的凝血反应，可以判断个体是 M、N 还是 MN 血型（表 2-3-4）。MN 血型基因定位于染色体 4q28—q31。

表 2-3-4　MN 血型遗传特征

表现型（血型）	基因型	红细胞表面抗原	凝血反应		被检者血型
			抗 M 血清	抗 N 血清	
M	L^ML^M	M 抗原	+	–	M
N	L^NL^N	N 抗原	–	+	N
MN	L^ML^N	MN 抗原	+	+	MN

【实验内容与步骤】

（1）取一洁净的载玻片，将该片分成三部分，标注上 A、B、C 三字样。A 位滴一滴抗 M 血清，B 位滴一滴抗 N 血清，C 位滴一滴生理盐水（C 位为对照液），注意三者不可混淆。

（2）采血：用酒精棉球消毒耳垂或中指指尖，待干，再用一次性采血针刺破耳垂或指尖。

（3）弃掉第一滴血，然后用毛细管吸取血液，加入 300μL 生理盐水中，制成红细胞悬液，用滴管吸取红细胞悬液分别滴入 A、B、C 三种液体中。

（4）用三根牙签分别搅动溶液，待 8～10min 后检查血液凝集情况，判断为 M 型、N 型和 MN 型。

（5）平衡定律的应用：测定该血型后，统计班级中 M、N、MN 血型出现的频率。用基因频率与基因型频率的关系式计算基因频率。

$$p=D+1/2H$$
$$q=R+1/2H$$

p 为 M 基因频率，q 为 N 基因频率，D 为 L^ML^M 基因型频率，R 为 L^NL^N 基因型频率，H 为 L^ML^N 基因型频率。

【注意事项】

（1）标准血清必须在有效期内。滴加红细胞悬液时应注意毛细管尖部不要触及标准血清。

（2）红细胞悬液不宜过浓或过稀，否则会出现假阴性反应。

（3）要注意判定结果的时间，过短会发生假阴性，过长会引起标本干涸。

（4）采血前保持精神放松，不要紧张；采血时应注意消毒，防止穿刺部位皮肤感染；采血后用消毒干棉球按住采血部位片刻。

（5）不要将试剂或液体污染实验台或显微镜。

【实验报告】

统计班级中 M、N、MN 血型的人数及出现的频率，并计算出各种基因型频率和基因频率。

【思考问题】

（1）MN 血型检测时，生理盐水中的红细胞有何变化？

（2）除 ABO 和 MN 血型系统外，你了解到人类还有哪些其他的血型系统？

（郝建卿）

四、人类皮肤纹理分析

【实验目的】

（1）了解人类手部皮肤纹理特点及皮肤纹理检查的临床意义。

（2）熟悉手部皮肤纹理的测定和分析方法。

【实验原理】

皮肤纹理（dermatoglyph）简称皮纹，是指人体某些特殊部位，如手指、手掌、脚趾和脚掌等处皮肤上出现的纹理图形。皮肤纹理是由真皮乳头向表皮突起，形成的一条条隆起的乳头线，称嵴（ridge）。嵴与嵴间凹下的部分称为沟（groove），这些凸凹明显的嵴和沟排列整齐，回环曲折形成了特定的指纹（finger print）和掌纹（palmar print）。一般认为，人的皮纹与其他遗传性状一样是遗传因素和环境因素共同作用的结果。每个个体都具有自身特有的皮肤纹理，在出生前就已经定型，终身不变，所以皮纹是最好的个体识别标记。皮纹分析已广泛应用于刑事侦查、契约管理、人种划分、民族识别等个人身份鉴别研究。

大量的研究表明，某些遗传病，特别是一些染色体病、先天性代谢病和先天畸形等常伴有皮肤纹理异常，故皮纹检查也可作为某些遗传病诊断的辅助指标。皮纹检查简单方便，无创伤，是一种比较实用的遗传病初筛手段。

【实验器材】

放大镜、量角器、铅笔、直尺、红色印油（或黑色油墨）、海绵块、海绵垫、A4 白纸、肥皂等。

【实验内容与步骤】

1. 手部皮肤纹理的印取

（1）掌纹印取：将白纸对折，平铺在海绵垫上。受检者将双手洗净擦干，用浸有印油的海绵块拍打手掌、手指以及手腕的腕线，使其均匀地粘上印油（注意不要来回涂抹，印油不宜粘得过多）。将手指自然分开，整掌落在白纸相应的位置上，然后用另一只手依次按压手背、虎口、指间区，使掌心及手指基部能够接触到纸，以免漏印。印好后撤离手掌时，要先翘起手指，从前向后依指、掌顺序逐步抬起手掌，最后是远端腕关节褶线接触白纸，仔细印上远端腕关节褶线，这样便可获得掌心清晰、各指指根部三叉点清晰可辨的全掌皮纹。注意捺印时不可加压过重，不可移动手掌和白纸，以免使皮纹重叠或模糊不清（图 2-3-2）。

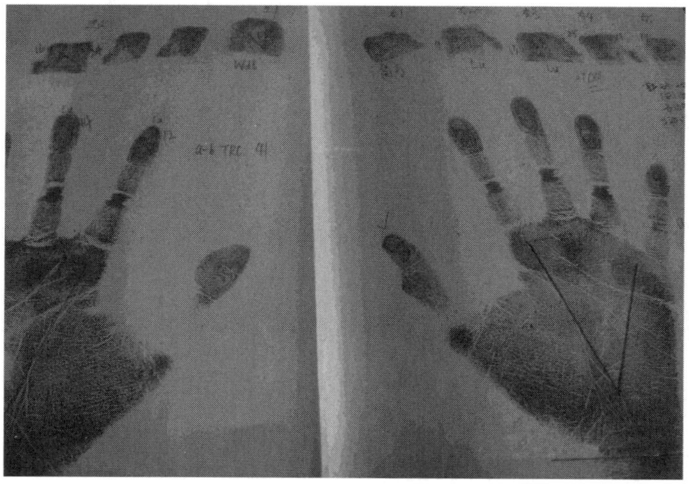

图 2-3-2　手纹捺印格式

（2）指纹印取：获取一枚完整的指纹一般需将手指末端（除指甲外的其余三面）滚动式环印，所以指纹一般须在手掌纹上方的特定空白区单独捺印。在掌纹印好后，纸张反面朝上，将指尖上方一侧的空白纸折起 3cm 左右，移至操作台边缘，捺印指头伸直，其余四指弯曲，将手指由一侧轻轻滚动向另一侧（切勿来回滚动），确保指端两侧嵴线能印完整，标记好手指的顺序号。捺印时手指用力要轻而匀，不得平移挪动，或重复倒转，以免图像重叠。

2. 手部皮肤纹理的分析　皮纹图形确定的关键在于对三叉点的识别。所谓三叉点是指三种不同走向的嵴线的汇集点，也是彼此相交的中心点，呈“Y”或“人”字形。根据三叉点的多寡及其位置，可以区分各种指纹的类型。

（1）指纹的类型：是指手指末端一节的皮肤纹理。通常分为弓形纹、箕形纹和斗形纹三种类型（图 2-3-3）。

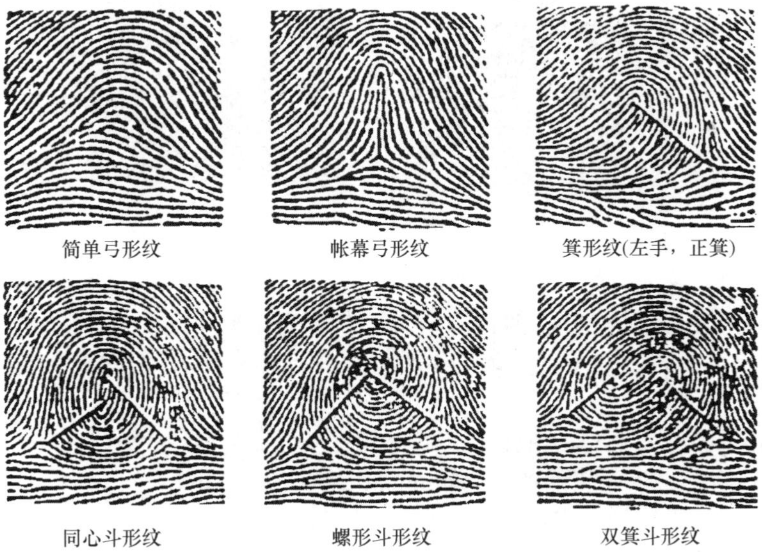

图 2-3-3　人类指纹类型

1）弓形纹（arch，A）：嵴线由手指的一侧走向另一侧，中部隆起呈弓形，无三叉点。根据弓形曲度的大小可分为两个亚型。①简单弓形纹：由平行的弧形纹构成，无三叉点；②帐幕弓形纹：嵴线中部弯曲度较大，呈帐篷状，在嵴线中心有一根垂直或稍斜的纹线支撑，构成拟似三叉点。

2）箕形纹（loop，L）：俗称簸箕。嵴线由指尖一侧发出，斜向上弯曲后中途折回原侧而呈箕状故名。在箕头的下侧有一个三叉点。箕形纹按箕口朝向不同分为两种，箕口朝向本手小指一侧（即尺侧）的称尺箕（ulnar loop，Lu），又称正箕。箕口朝向本手拇指一侧（即桡侧）的称桡箕（radial loop，Lr），又称反箕。

在正常人的指纹中，桡箕一般很少见，尤其第四指上尤为罕见。若见到较多的桡箕，特别是在第四、五指上时，则提示可能有遗传学上的异常。

3）斗形纹（whorl，W）：有两个或两个以上三叉点，分别位于尺侧和桡侧。依嵴线走向可分为下列三类。①同心斗形纹（circular whorl，Wc）：嵴线呈同心圆状，其左、右下方各有一个三叉点。②螺旋斗形纹（spiral whorl，Ws）：嵴线呈螺旋形走向，其左、右下方也各有一个三叉点。③双箕斗形纹（double loop whorl，Wdl）：由两个箕形纹组成，按箕口方向分同侧双斗（两箕口都朝向一侧）和反向双斗（两箕口各朝向不同侧）。左、右下方各有一个三叉点。此外，还有其他各种变异斗形纹。

指纹分布频率因人种而异。东方人多尺箕和斗形纹，弓形纹和桡箕较少。除此还存在性别差异，女性较男性多弓形纹，斗形纹略少。

（2）指嵴线计数（finger ridge count）

1）弓形纹嵴线计数：因无三叉点，故弓形纹的嵴线数为 0。

2）箕形纹嵴线计数：从纹心（core）到三叉点用铅笔连一条直线，计数通过这一线段的嵴线条数（连线两点不计），即为该纹型的嵴线数（ridge count，RC）。

3）斗形纹嵴线计数：斗形纹有两个三叉点，两个三叉点分别与纹心作一直线，分别数通过这两个线段上的嵴线数（图 2-3-4）。

计算嵴线总数时，每个手指只计入一个嵴线数值，斗形纹嵴有两个嵴线数值，选数值较大的嵴数值计入总数。双箕斗纹嵴线计数时，先分别计算两纹心与各自的三叉点连线所通过的嵴线数，再计算两纹心连线所通过的嵴线数，然后将三者之和除以 2，即为该指纹的嵴线数。

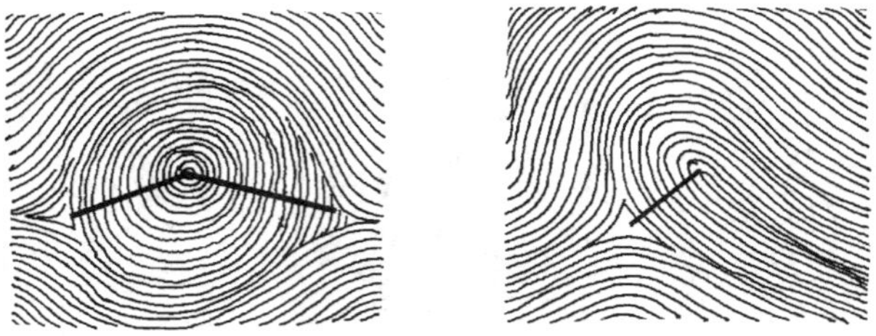

图 2-3-4　指纹的嵴线计数示意图

（3）指嵴线总数（total finger ridge count，TFRC）：将 10 个手指的嵴线数相加所得之和就是 TFRC。我国正常人斗形纹较多，故 TFRC 较高。欧美人斗形纹较少，TFRC 较低。我国汉族男性 TFRC 值平均为 148.80 条，女性平均为 138.46 条。另外，TFRC 有随 X 染色体增多而递减的趋向。

（4）掌纹构造及分析：手掌主要包括三个构型区（图 2-3-5），大鱼际区（thenar，Th），小鱼际区（hypothenar，Ty）和 4 个指间区（interdigital region，I）I_1～I_4。

1）大鱼际区：位于拇指下方。通常把大鱼际区与第一指间区合为一个区，标记为 Th/I_1 区。此区一般较少出现真实的花纹（箕形纹和斗形纹为真实花纹，而弓形纹不属于真实花纹），只是沿着拇指基部微弯曲。

2）小鱼际区：位于小指下方，真实花纹出现率约为 13%。以箕形纹、斗形纹、帐幕弓形纹居多。

3）指间区：5 个手指间的区域记作 I_1～I_4，在食指、中指、无名指和小指基部的掌面上各有一个三叉点，称为指三叉，以 a、b、c、d 表示，也称为指三角。对应 a、b、c、d 指三叉点发出的掌嵴线，分别以 A、B、C、D 表示（图 2-3-5）。

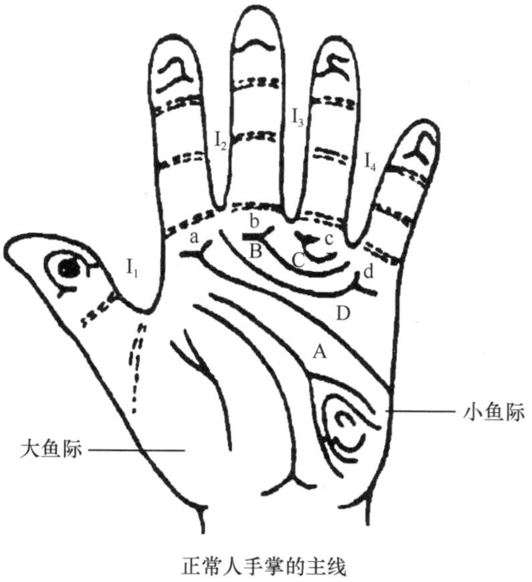

图 2-3-5　正常人手掌的掌纹

（5）a-b 嵴线计数（a-b ridge count，a-b TRC）：计算 a、b 两个三叉点连接线上所通过的嵴线数。我国汉族男女 a-b TRC 平均为 38.05。核型为 45，X 的女性，a-b TRC 有所增高。

（6）atd 角的测量：在手掌基部大、小鱼际之间，有一个三叉点，称轴三叉或轴三角（以 t 表示），由 t 向 a、d 作连线形成 atd 角。t 的位置距腕关节褶纹越远则 atd 角越大。靠近掌中央的轴三叉称为 t″，在 t 和 t″ 之间的轴三叉称为 t′（图 2-3-6）。有的手掌可出现 2 个或 3 个 t 点，测量时应以最远心端的 t 点测量 atd 角。我国正常人 atd 角的平均值一般在 40°～50°，智力低下或某些染色体病患者 atd 角可超过 50°，甚至达 70° 以上。一般 atd 角＜ 45° 的称为低位，是正常人掌纹特点，用 t 表示；在 45°～56° 的称为中位，用 t′ 表示；atd 角＞ 56° 以上者称为高位，用 t″ 表示，故 atd 角的测量有一定临床意义。

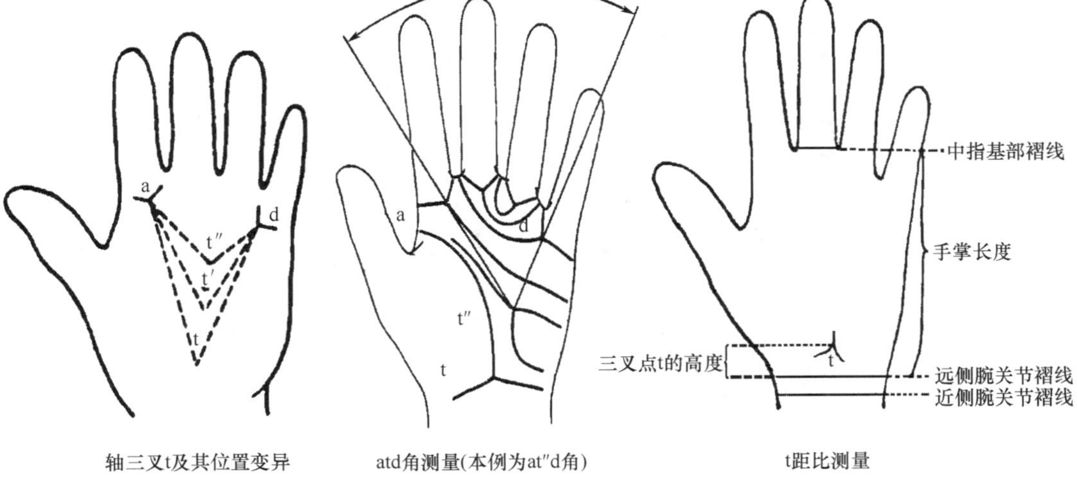

图 2-3-6　t 三叉点的定量描述

（7）t 距比（t distance ratio，TDR）：在测量 atd 角时，可能因年龄的增长，手掌面积增大，导致 atd 角测量产生差异。故提出用 t 距比来表示三叉点 t 的位置。t 距比是指由 t 三叉点到远端腕关节褶线的距离占手掌长度的百分比，手掌长度指中指掌面基部褶线至远端腕关节褶线间的垂直距离（图 2-3-6）。

即：TDR = t 距 / 掌距 ×100%。我国正常人 TDR 在 14% 左右；21 三体综合征患者为 15.0%～39.6%；13 三体综合征患者常大于 40%。

（8）褶纹（crease）：是手指和手掌各关节弯曲活动处形成的明显可见的皮肤皱褶，分别称为指褶纹和掌褶纹。它们虽不属皮肤纹理，但某些遗传病如 13 三体综合征、18 三体综合征等患者的褶纹常有特异性改变。所以观察分析褶纹对于某些遗传病的诊断有一定的价值。

1）指褶纹（finger crease）：正常人除拇指仅一条指褶纹外，其余 4 指关节处均有两条褶纹。但某些染色体病患者，如 21 三体综合征、13 三体综合征、18 三体综合征患者其第五指常仅有一条褶纹。

2）掌褶纹（palmar flexion crease）：大多数正常人手掌有三条主要褶纹，分别称为大鱼际纵褶纹、近侧横褶纹和远侧横褶纹（图 2-3-7）。

（9）掌褶纹排列方式：正常人的手掌褶纹一般分五种类型（图 2-3-8）。

1）普通型：三条手掌褶纹呈“爪”字形排列，远侧横褶纹与近侧横褶纹不相交，近侧横褶纹与大鱼际纵褶纹在“虎口”处联会或不联会。

2）通贯型（或称猿线）：两横褶纹连成一条直线横贯手掌称为猿线（simian line），正常人群中占 4.2%。具有这种褶纹的手掌称为通贯手。染色体病患者双手出现通贯

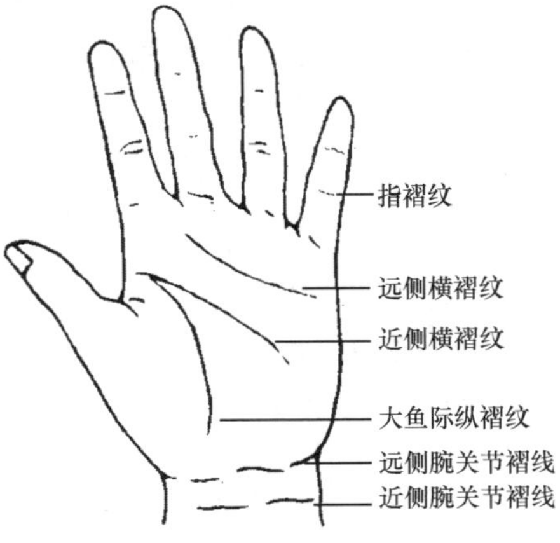

图 2-3-7　正常人手指和手掌褶纹

型的频率比正常人大10～30倍。在21三体综合征、13三体综合征、18三体综合征患者中通贯手出现率较高，可达25%～40%。在我国正常人群中猿线出现率可达3.53%～4.78%。通贯手存在多种变异类型。

3）过渡Ⅰ型（或称桥贯手）：两条横褶纹之间有明显的细褶分支相连。

4）过渡Ⅱ型（或称叉贯手）：两条横褶纹彼此相连似通贯手，但其上下各有细褶分支。

5）悉尼型：远侧横褶纹及大鱼际纵褶纹如普通型分布，但近侧横褶纹横贯全掌。因在澳大利亚的悉尼发现，故命名为悉尼型，是一种较常见的变异型，它在21三体综合征、白血病患者中出现率增高（图2-3-8）。

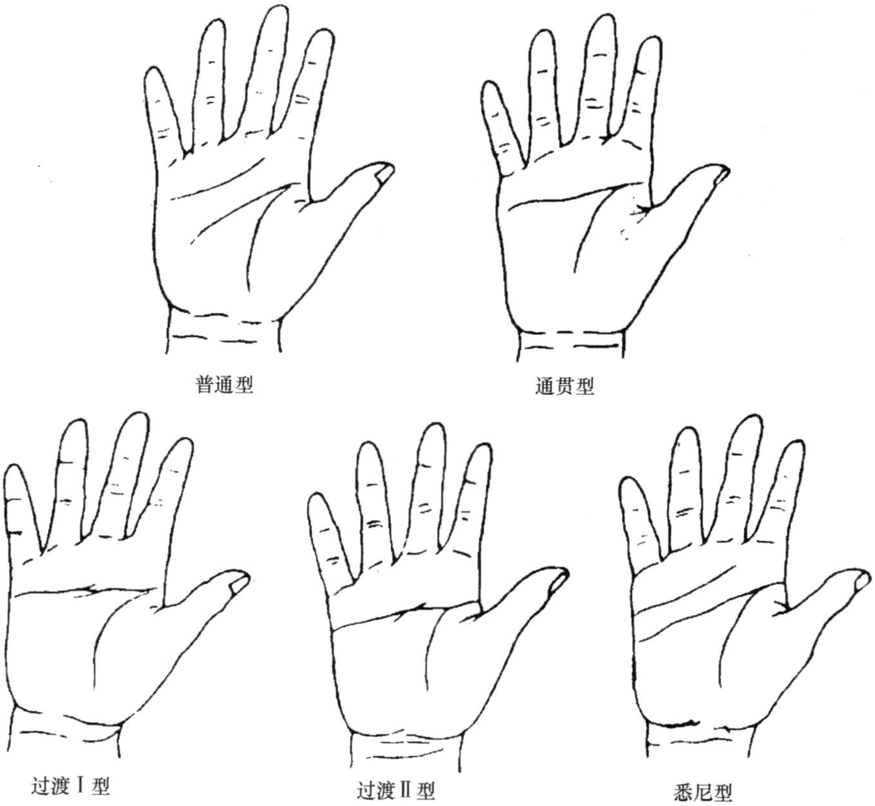

图2-3-8　人类掌褶纹及其变异类型

【注意事项】

（1）注意各手指基部、掌心及掌近端至腕部等是容易漏印的部位。

（2）皮纹分析只能作为遗传病诊断的一种辅助检查手段。皮纹类型与染色体病相关，但并没有特异性的对应关系。

（3）某些致畸因子如反应停、风疹、巨细胞病毒对孕妇的作用可以改变胎儿皮纹，应注意与遗传病区别。

（4）皮纹分析目前应用范围还主要限于染色体病，非整倍体的皮纹改变比较明显，其次是性染色体和染色体结构改变，但染色体病的确诊仍需做核型分析。皮纹分析可提供染色体病诊断线索：①男性指纹弓形纹较多，嵴线数少；②女性嵴线数多；③第4或5指为桡箕；④第5指仅一个褶纹；⑤atd角增大；⑥第2、3、5指基部无三叉点；⑦拇指为桡侧弓形纹或S形腓侧弓形纹。

【实验报告】

每个人根据自己印取的皮纹进行分析，并填写皮纹统计表（表2-3-5）中的各项内容。

表 2-3-5 手部皮纹统计表

<table>
<tr><td colspan="14">姓名　　　　　　性别　　　　　　年龄　　　　　　民族　　　　　　籍贯</td></tr>
<tr><td rowspan="2">指纹类型</td><td colspan="6">左　手</td><td colspan="6">右　手</td><td></td></tr>
<tr><td>拇指</td><td>食指</td><td>中指</td><td>无名指</td><td>小指</td><td>嵴线总数 TRC</td><td>拇指</td><td>食指</td><td>中指</td><td>无名指</td><td>小指</td><td>嵴线总数 TRC</td><td>两手嵴线总数 TFRC</td></tr>
<tr><td>纹型</td><td></td><td></td><td></td><td></td><td></td><td rowspan="2"></td><td></td><td></td><td></td><td></td><td></td><td rowspan="2"></td><td rowspan="2"></td></tr>
<tr><td>嵴线数</td><td></td><td></td><td></td><td></td><td></td><td></td><td></td><td></td><td></td><td></td></tr>
<tr><td rowspan="2">掌部真实花纹</td><td colspan="6">Th/I_1　H_y　I_2　I_3　I_4</td><td colspan="7">Th/I_1　H_y　I_2　I_3　I_4</td></tr>
<tr><td colspan="6"></td><td colspan="7"></td></tr>
<tr><td>a-b TRC</td><td colspan="6"></td><td colspan="7"></td></tr>
<tr><td>atd 角</td><td colspan="6"></td><td colspan="7"></td></tr>
<tr><td>TDR</td><td colspan="6"></td><td colspan="7"></td></tr>
<tr><td>掌褶纹</td><td colspan="6"></td><td colspan="7"></td></tr>
</table>

【思考问题】

（1）皮纹是怎样形成的？有何遗传特点？在医学上有何意义？

（2）TFRC、atd 角数值大或小，可能说明什么问题？

（3）了解有关遗传病患者的皮纹特点。

附 1　中国汉族肤纹参数正常值

详见表 2-3-6。

表 2-3-6 中国汉族肤纹参数正常值

项目	类型	参数值（%）		
		男	女	男女共计
指纹类型	弓形纹（A）	1.69±0.18	2.37±0.21	2.03±0.14
	箕形纹（L）	44.37±0.69	49.87±0.69	47.12±0.49
	斗形纹（W）	53.95±0.69	47.77±0.69	50.86±0.49
掌纹	大鱼际真实花纹	9.23	8.08	8.67
	小鱼际真实花纹	15.97	18.57	17.27
	I_2 指间区花纹	0.97	0.77	0.87
	I_3 指间区花纹	16.73	12.60	14.66
	I_4 指间区花纹	71.25	75.67	73.46
掌褶纹	一侧通贯手	11.35	11.15	11.25
	两侧通贯手	5.38	3.85	4.62
	通贯手	16.73	15.00	15.87
趾纹	小鱼际花纹	12.89	9.04	10.97
	蹈指球部纹			
	胫弓 A^t	4.90	3.46	4.18
	腓高 A^f	1.35	1.06	1.21
	远箕 L^d	51.73	54.71	53.22
	腓箕 L^f	0.10	0.29	0.20
	胫箕 L^t	0.75	7.21	7.36

续表

项目	类型	参数值（%）		
		男	女	男女共计
测量资料	atd 角	39.11	39.92	39.52
	TDR	15.60	16.40	16.00
	a-b TRC 值	38.052	38.046	38.049
	TFRC 值	148.8	138.46	143.63

附 2　几种常见遗传病的肤纹特征

1. 唐氏综合征（Down 综合征）　患者双手尺箕增多，常达 10 个，第 4、5 指可见桡箕；单侧或双侧有通贯手，轴三叉点远移（t″），atd 角增大；双侧小指向桡侧弯曲，单一指褶线；足拇指球部出现胫侧弓纹或小型远侧箕纹。

2. 18 三体综合征（Edward 综合征）　指端弓形纹增多，80% 的患者在 7 个以上（正常人仅约 1%），拇指桡箕增多，第 5 指单一指褶；单侧或双侧通贯手，轴三叉远移（t″），TFRC 很低。足趾弓形纹多达 8～10 个。

3. 13 三体综合征（Patau 综合征）　拇指桡箕纹增多，其他手指常见 4 个以上弓形纹；TFRC 降低，轴三叉远移（t″ 或 t′），单侧或双侧通贯手，A 线走向鱼际区；I_4 指间区真实纹及大、小鱼际真实花纹出现频率增高，足拇指球区为腓箕或胫箕或弓形或出现大的花纹。

4. 猫叫综合征（$5P^-$ 综合征）　指端斗形纹（或弓形）增多。轴三叉略远移至 t″ 或 t′；常见通贯手；指间区箕形纹、大鱼际区真实花纹多见；可有 b 指和 c 指三叉合并或并指；足拇指球部有近侧弓形纹或胫侧箕形纹。

5. 先天性性腺发育不全（Turner 综合征）　双手指螺旋斗形纹或大的箕形纹增多，TFRC 和 a-b TRC 增高。轴三叉远移至 t′，atd 角增大，A 线走向大鱼际，双侧小鱼际区真实花纹出现率增高。

6. 先天性睾丸发育不全（Klinefelter 综合征）

（1）47，XXY 患者指端弓形纹增多、TFRC 下降、a-b TRC 略为降低；轴三叉趋向近侧，atd 角小；通贯手比对照组更多见。足趾弓形纹增多。

（2）48，XXYY 患者轴三叉常居中位（t′）且移向尺侧，小鱼际区真实花纹出现率增高；通贯手常见。足趾弓形纹增多。

（张新旺）

实验四　小鼠骨髓嗜多染红细胞微核测定

【实验目的】

（1）了解微核发生的原理及检测意义。

（2）初步掌握小鼠骨髓嗜多染红细胞微核标本制备技术。

（3）熟悉微核的形态特征、观察与计数方法。

【实验原理】

微核（micronucleus）是在细胞有丝分裂后期、染色体进入子细胞形成细胞核时，仍滞留在细胞质中的染色单体或无着丝粒的断片或染色体环，在末期以后的子细胞质内，单独形成一个或几个规则的次核，由于比普通细胞核小 1/3 以下，故称微核。当细胞内染色体受到损伤时，会产生丧失着丝点的染色单体片段，在细胞分裂进入后期时，染色单体片段不受纺锤丝的牵引而滞留在赤道板附近，不能随其他染色体移向两极并参与两个子细胞核的形成；当有害理化因子作用于纺锤体时，可使其功能异常，造成染色体移动障碍，以至于形成微核并滞留在细胞质中，游离于细胞质中浓缩形成嗜色性与主核一致的微核。微核的折光率及细胞化学反应性质与主核相同，都是由 DNA 物质组成的。

在骨髓和外周血的有核细胞中均可出现微核，但是在只有少量胞质的有核细胞中，微核常难以与正常核叶及核的突出物相鉴别。而在无核的骨髓嗜多染红细胞（polychromatophilic erythroblast）的胞质中，微核却十分易于辨认，当然当嗜多染红细胞成熟变为正染红细胞（orthochromatic erythroblast）后，多数微核消失。因此，在骨髓中检查微核只有嗜多染红细胞最适宜。图 2-4-1 所示为各种血细胞。

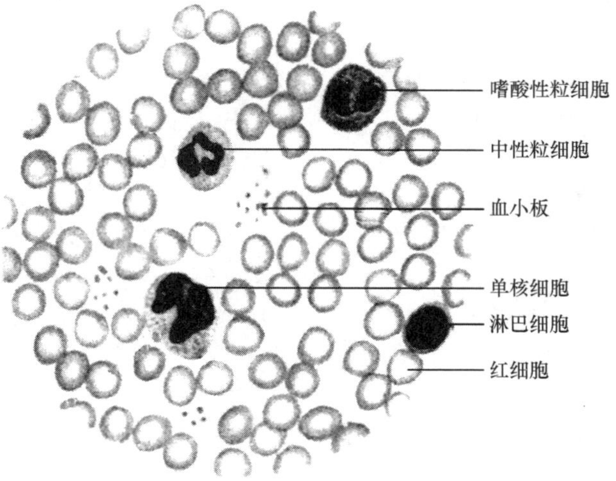

图 2-4-1 各种血细胞

可根据细胞质中出现的微核率来判断理化因素对染色体的损伤程度。微核检测技术已发展成对致突变（mutation）、致癌（carcinogenicity）、致畸（teratogenicity）物质对机体遗传效应的一种成熟的检测手段。

本实验采用环磷酰胺（cyclophosphamide，CP）诱导染毒，介绍小鼠骨髓嗜多染红细胞微核制片技术。

【实验材料、器材与试剂】

1. 材料 体重 20～25g 的成年健康小鼠（雌雄均可）。

2. 器材 显微镜、载玻片、解剖剪、解剖镊、1mL 及 5mL 注射器、5mL 刻度离心管、吸管、染色缸、离心机、止血钳、吹风机、擦镜纸、手套。

3. 试剂 灭活小牛血清（FCS）、生理盐水、环磷酰胺、甲醇溶液、Giemsa 染液、香柏油、镜头清洗液、蒸馏水、磷酸盐缓冲液。

【实验内容与步骤】

1. 染毒 取小鼠，3 次腹腔注射环磷酰胺（45mg/kg 体重，每日 1 次）。

2. 取材 最后一次染毒 30h 后，用颈椎脱臼法处死小鼠。取小鼠骨髓可采用以下两种方法进行。

（1）取两侧股骨，剔除其上附着的肌肉，剪去两端，用 1mL 注射器吸取小牛血清 3mL，将针头穿入股骨骨髓腔内，冲洗骨髓细胞于离心管中，用吸管轻轻吹打数次，以 1000r/min 离心 8～10min，弃去上清液，留少量液体混匀，吸取一小滴细胞悬液，滴于载玻片上，用玻片推成薄层，制成涂片。

（2）取小鼠胸骨，迅速干净地剪去两旁肋骨及肌肉，剪断胸骨体，用止血钳夹紧胸骨，挤出骨髓，涂于事先加有一小滴小牛血清的载玻片上，然后推片。

3. 固定 将涂片在空气中晾干或37℃烘干，置于100%的甲醇溶液中固定10～15min，取出后晾干。

4. 染色 将固定好的骨髓涂片，用新配制的pH 6.8磷酸盐缓冲液稀释的10%Giemsa染液染色10～12min，蒸馏水冲洗后风干。

【结果观察】

先用低倍镜、高倍镜粗检。选择细胞分散均匀、形态完整、染色良好的区域，再用油镜对细胞质清晰的嗜多染红细胞和微核进行观察、计数。

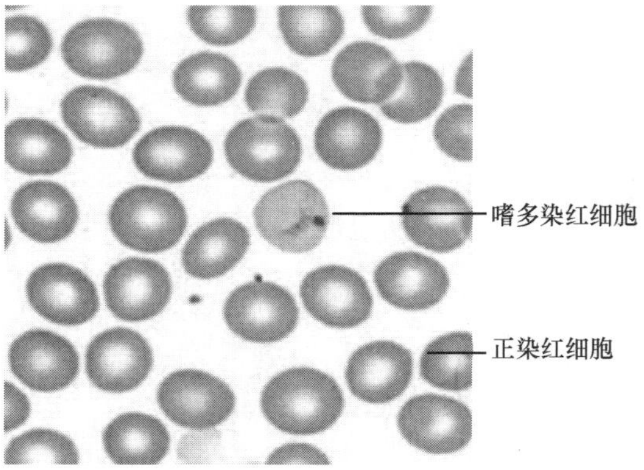

图 2-4-2 嗜多染红细胞中的微核

嗜多染红细胞呈灰蓝色，成熟红细胞呈橘红色。嗜多染红细胞中的微核位于细胞质内，嗜染性与核质一致，呈紫红色或蓝紫色（图2-4-2，彩图33）。典型的微核大多数呈圆形、椭圆形或不规则形小体，单个的或多个的微核边缘整齐、光滑，与主核完全脱离，游离于细胞质中，直径为主核的1/8～1/3。一个嗜多染红细胞中多数只有一个微核，若出现两个以上的微核，仍按一个有微核的细胞计算。每只动物计数1000～2000个嗜多染红细胞，计算含有微核的嗜多染红细胞的比率。微核细胞率一般以千分率表示。

【注意事项】

（1）注意鉴别嗜多染红细胞和正染红细胞。

（2）尽可能多收集骨髓细胞。

【实验报告】

观察200个嗜多染红细胞，计数微核细胞数，最后统计全班资料，计算微核细胞千分率。

【思考问题】

（1）微核是如何形成的？

（2）检测细胞内的微核有何意义？

（3）为什么要选嗜多染红细胞做此实验？可否选用淋巴细胞做此实验？

（师如意）

实验五 核仁组织区及近端着丝粒染色体硝酸银染色

【实验目的】

（1）掌握核仁组织区及近端着丝粒染色体硝酸银染色的原理和方法。

（2）了解核仁组织区的形态及其在近端着丝粒染色体上的分布。

（3）了解近端着丝粒染色体随体联合的判断标准及意义。

【实验原理】

人类近端着丝粒染色体短臂的末端，有球形或棒状的染色体节段，称为随体，它们通过次缢痕区与染色体主体相连。人类23对染色体中，有5对近端着丝粒染色体短臂的次缢痕区为核仁组织区（NOR），这一区域的染色质为5.8S rRNA、18S rRNA和28S rRNA编码的基因（即rDNA）所在的部位，这些rDNA、rRNA及其转录所需的各种因子参与形成核仁。其中与转录相关的因子中有丰富的酸性蛋白，它们具有巯基（—SH）和二硫键（—S—S—），能使硝酸银（$AgNO_3$）中的Ag^+还原成Ag颗粒。因此，有转录活性的NOR常被镀上银颗粒而呈现黑色，没有转录活性的NOR则不着色。故其着色程度与细胞中rDNA的转录活性相一致。

此外，在病理状态下，人类近端着丝粒染色体的随体间易发生联合，利用硝酸银染色技术可在发生联合的染色体间清楚地看到有银染物质相连。因此，银染近端着丝粒染色体联合（Ag-AA）可以作为准确地判断人体细胞是否存在近端着丝粒染色体随体联合的客观标准。

在同一物种，银染核仁形成区（Ag-NOR）的数目以及它们在染色体上的位置是相对恒定的，如果发生了改变就意味着 rDNA 的转录活性发生了变化，因此银染技术是目前探讨 rRNA 基因功能的方法之一，也是最简单而又准确地显示中期染色体上 NOR 的技术。近端着丝粒染色体联合是造成近端着丝粒染色体不分离、断裂和易位的原因，因此 Ag-AA 可以作为疾病诊断的标准之一。

【实验材料、器材与试剂】

1. 材料 健康人的外周血、HL-60 细胞等。

2. 器材 光学显微镜、盖玻片、恒温水浴箱、培养皿、牙签、擦镜纸、镊子、烧杯、吹风机等。

3. 试剂 0.1% 甲酸溶液、硝酸银、1 ∶ 20 Giemsa 染液、5mol/L HCl 溶液、蒸馏水等。

【实验内容与步骤】

（1）参考染色体标本的制备方法，制备正常人淋巴细胞中期染色体标本和 HL-60 细胞染色体标本。

（2）将标本片放入 5mol/L HCl 溶液中常温处理 5min，蒸馏水冲洗 2～3 次，吹风机吹干。

（3）将培养皿放入水浴中，升温至 60℃，同时用烧杯预热蒸馏水。

（4）在培养皿中平行放置两根牙签，将制备好的玻片标本放在牙签上。用 500mg 硝酸银溶于 1mL 0.1% 甲酸溶液中，混匀后立刻滴加 4～5 滴到染色体制片上，覆以盖玻片大小的擦镜纸在玻片标本上方。

（5）用镊子掀动擦镜纸 1～2 次，使染液均匀分散在标本上。

（6）待玻片上方擦镜纸呈棕黄色后（2～4min），立即取出标本片，用预热的蒸馏水冲洗去擦镜纸，再以 1 ∶ 20 Giemsa 染液复染 3min，用预热蒸馏水小水冲洗数秒，吹风机吹干。

（7）显微镜观察。

【实验结果与分析】

1. Ag-NOR 的计数 镜下所见标本背景浅蓝紫色，核型深染，近端着丝粒染色体的银染蛋白存在的部位呈棕黑色颗粒，选择染色体分散良好，银染颗粒清楚的分裂象，计数单侧或双侧有银染颗粒的染色体数。

2. Ag-AA 的计数 选择染色体分散良好，银染颗粒清楚的分裂象，计数近端着丝粒染色体之间有银染颗粒相连的染色体数。如银染颗粒显示有两条近端着丝粒染色体相连，记为 1 个 Ag-AA；若有 3 条近端着丝粒染色体相连，且未成环，则记为 2 个 Ag-AA，当 3 条相连的近端着丝粒染色体形成环状时，记为 3 个 Ag-AA，依此类推进行计数。

【注意事项】

（1）用于 Ag-NOR 染色的染色体标本，以 1 周以内的制片为好，同时片内要求有众多的分裂象。

（2）银染用的工作液易退化，最好即配即用，一时用不完可装棕色瓶中，冰箱 4 ℃保存，但不得超过 10 天。

（3）配制和使用硝酸银溶液时要格外小心，不要滴洒在地上、桌上及皮肤等处，氧化为黑色的污点极难除去。

（4）为了实验者的安全和健康，请穿实验服并戴一次性手套操作。

【实验报告】

（1）绘制人淋巴细胞染色体中期分裂象，显示 Ag-NOR 的位置、数目和形态。

（2）计数 HL-60 细胞中 Ag-NOR 和 Ag-AA 的数目。

【思考问题】

（1）比较正常细胞和 HL-60 细胞的 Ag-NOR 及 Ag-AA 数目与形态上有哪些重要的区别？

（2）这些区别对于疾病的发病机制及诊断有何意义？

（白丽娜）

实验六　细胞内DNA和RNA的提取

【实验目的】

（1）掌握细胞内 DNA 和 RNA 提取的原理及方法。

（2）了解 RNA 提取过程中的注意事项。

【实验原理】

真核细胞基因组 DNA 与细胞核蛋白质结合在一起形成 DNA 核蛋白（DNP），主要存在于细胞核内。制备 DNA 的原则是既要将 DNA 与蛋白质、脂类和糖类等分离，又要保持 DNA 分子的完整。提取 DNA 的一般过程是先将组织分散成单个细胞，然后破碎细胞膜和核膜，使染色体释放出来，同时去除与 DNA 结合的蛋白质、糖类及脂类等生物大分子。本实验在含 SDS（十二烷基硫酸钠）、EDTA（抑制细胞中 DNase 的活性）和蛋白酶 K 的溶液中消化分解蛋白质，再用酚和氯仿 / 异戊醇抽提分离蛋白质，最后用乙醇及醋酸钠沉淀 DNA。

细胞中的 RNA 主要分布在细胞质中，包括 mRNA、tRNA 和 rRNA 等。mRNA 含量最低，半衰期短、易于降解。在 RNA 的提取过程中，主要采用强变性剂如异硫氰酸胍等破坏细胞的结构、灭活 RNA 酶；细胞碎片、蛋白质等经酚、氯仿等有机溶剂的抽提可被去除。RNA 提取的关键是防止内源性和广泛存在的外源性 RNA 酶，如器皿、试剂和手上都存在对核酸有降解作用的 RNA 酶，因此，所用材料、器皿均需经焦碳酸二乙酯（DEPC）处理（即 0.1% DEPC 溶液浸泡过夜、蒸馏水冲洗及高压灭菌 15min 去除残存的 DEPC）。真核细胞中的 18S rRNA 和 28S rRNA 经琼脂糖凝胶电泳后，在紫外光照射下可观察到两条清晰的条带，有时可见 5S rRNA。

组成核酸分子的碱基含共轭双键，均具有一定的吸收紫外线的特性，核酸的最大吸收波长为 260nm，吸收低谷在 230nm 处。在波长为 260nm 的紫外线下，1OD 的光密度值相当于双链 DNA 的浓度为 50μg/mL；单链 DNA 或 RNA 的浓度为 40μg/mL。所以：

$$\text{DNA 浓度（μg/μL）} = 50\text{μg/mL} \times A_{260} \times \text{稀释倍数} /1000$$

$$\text{RNA 浓度（μg/μL）} = 40\text{μg/mL} \times A_{260} \times \text{稀释倍数} /1000$$

蛋白质由于含有芳香族氨基酸，因此对紫外光也有吸收，通常蛋白质在 280nm 波长处存在最高吸收峰，因此核酸的 A_{260}/A_{280} 比值可反映样品中核酸的纯度。根据经验数据，纯的 DNA 样品 A_{260}/A_{280} 应在 1.6～1.8，若 A_{260}/A_{280} 大于 1.9，表明存在 RNA 污染，若 A_{260}/A_{280} 小于 1.6 表明样品中存在蛋白质或酚污染；纯的 RNA 样品 A_{260}/A_{280} 应在 1.7～2.0，若 RNA 样品 A_{260}/A_{280} 比值太小，表明存在蛋白质或酚污染，RNA 样品 A_{260}/A_{280} 比值大于 2.2 时，说明 RNA 已经水解成单核苷酸。

【实验材料、器材与试剂】

1. 材料　动物新鲜组织、哺乳动物培养细胞或全血。

2. 器材　研钵、微量移液器、吸头、微量离心管、高速低温离心机、台式离心机、水浴箱、液氮罐、玻璃移液管、冰盒、电子天平、匀浆器、1.5mL Eppendorf 管、手套、口罩、帽子、高压灭菌锅等。

3. 试剂与配方

（1）DNA 提取

1）分离缓冲液：10mmol/L Tris-HCl pH 7.4，10mmol/L NaCl，25mmol/L EDTA。

2）其他试剂：液氮，10% SDS，蛋白酶 K（20mg/mL 或粉剂），乙醚，酚∶氯仿∶异戊醇（25∶24∶1），无水乙醇及 70% 乙醇，5mol/L NaCl，3mol/L NaAc，TE，红细胞裂解缓冲液。

（2）RNA 提取：Trizol 试剂，氯仿，异丙醇，75% 乙醇（用高压过的 0.1%DEPC 水配制），

0.1%DEPC 水（需高压），磷酸盐缓冲液 1×PBS 缓冲液。

【实验内容与步骤】

1. DNA 的提取

（1）材料

1）新鲜或冰冻组织：取组织块 5g 左右，剔除结缔组织等，用吸水纸吸干血液，用剪刀进行剪切（越细越好），放入研钵，倒入液氮，研磨成粉末。

2）体外培养的细胞：将培养的细胞悬浮后，用冷的 PBS 缓冲液洗涤，1500r/min 离心 5min，去除上清液。

3）全血：用含抗凝剂的采血管进行采血（如果没有采血管，提前准备 0.04mol/L 的 EDTA 溶液，每 5mL 的血液中加入 0.4mL 配好的 EDTA 溶液，颠倒混匀即可）。在微量离心管中分别转移 300μL 全血样品。每管中加入 900μL 红细胞裂解缓冲液，盖上盖子，颠倒混匀。溶液于室温下放置 10min，中间颠倒混匀几次。12 000r/min 离心 1min，弃上清液。收集白细胞沉淀。

（2）加 10mL 分离缓冲液，悬浮。

（3）加 1mL 10% SDS，混匀，此时样品变得很黏稠。

（4）加 50μL 或 1mg 蛋白酶 K，37℃保温 1～2h，直到组织或细胞完全解体。

（5）加 1mL 5mol/L NaCl，混匀，5000r/min 离心数秒钟。

（6）取上清液于新离心管，用等体积酚∶氯仿∶异戊醇（25 ∶ 24 ∶ 1）抽提。待分层后，3000r/min 离心 5min。

（7）取上层水相至干净离心管，加 2 倍体积乙醚抽提（在通风情况下操作）。

（8）移去上层乙醚，保留下层水相。

（9）加 1/10 体积 3mol/L NaAc 及 2 体积无水乙醇颠倒混合沉淀 DNA。室温下静置 10～20min，DNA 沉淀形成白色絮状物。

（10）离心，弃上清液，DNA 沉淀再次用 70% 乙醇溶液漂洗，离心，弃上清液，干燥后，加入 TE 溶解，–20℃保存。

（11）如果 DNA 溶液中有不溶解颗粒，可在 5000r/min 短暂离心，取上清液；如要除去其中的 RNA，可加 5μL RNase A（10μg/μL），37℃保温 30min，用酚抽提后，按步骤（9）和步骤（10）重复沉淀 DNA。

2. RNA 的提取

（1）新鲜或冰冻组织：取组织块 5g 左右，迅速切成质量小于 2g 的组织块，放入液氮中速冻。提取 RNA 之前将组织从液氮中取出或直接用新鲜的组织，快速称取 100mg，放入高压处理过的匀浆器中，加入 1mL Trizol 试剂进行匀浆，然后将匀浆转移到 1.5mL Eppendorf 管中，冰浴 10min，使其充分裂解。

体外培养的细胞：将培养的细胞悬浮后，用冷的 PBS 缓冲液洗涤，1500r/min 离心 5min，去除上清液，加入 1mL Trizol 试剂，重悬细胞，冰浴 10min，使 Trizol 试剂能够充分裂解细胞。

全血：用含抗凝剂的采血管进行采血（如果没有采血管，提前准备 0.04mol/L 的 EDTA 溶液，每 5mL 的血液中加入 0.4mL 配好的 EDTA 溶液，颠倒混匀即可）。在无菌无 RNA 酶的 1.5mL Eppendorf 管中转移 300μL 全血样品，加入 900μL 红细胞裂解缓冲液，盖上盖子，颠倒混匀。溶液于室温下放置 10min，中间颠倒混匀几次。室温下用最大转速离心 20s；12 000r/min 离心 1min，弃上清液。收集白细胞沉淀；加入 1mL Trizol 试剂，重悬细胞，冰浴 10min，使 Trizol 试剂能够充分裂解细胞。

（2）加入 200μL 氯仿（Trizol 体积的 1/5），充分振荡混匀，静置分层。

（3）4℃离心，12 000r/min，15min。

（4）吸取上层水相，至另一新的 1.5mL Eppendorf 管中。

（5）加入 500μL 异丙醇（4℃预冷，Trizol 体积的 1/2）混匀，冰浴 5～10min。

（6）4℃离心，12 000r/min，10min。弃上清液，RNA 沉淀于管底。

（7）加入 1mL（与 Trizol 等体积）75% 乙醇溶液，轻柔振荡离心管，使沉淀悬浮。

（8）4℃离心，10 000r/min，5min。弃上清液，置于冰上晾干或真空干燥。

（9）加入 20μL 0.1% DEPC 水溶解 RNA 沉淀，–80℃保存备用。

3. DNA 与 RNA 的鉴定及定量

（1）紫外分光光度计检测：取 2μLDNA（或 RNA）溶解液，适量稀释混匀，紫外分光光度计测定 260nm、280nm A 值，计算 A_{260}/A_{280} 比值，根据比值判断其纯度及计算其含量。

（2）电泳检测：可检测核酸的完整性和大小。取 2μL DNA 溶解液与适量上样缓冲液混合后，经 1% 琼脂糖凝胶电泳。电泳结束后紫外光下观察，拍照。如果观察到一条清晰的电泳带，无明显的拖尾，说明 DNA 完整性好。未降解的总 RNA 电泳时在凝胶中会出现 18S 和 28S rRNA 对应的条带（如果有 DNA 污染则在 RNA 后会发现基因组 DNA 对应的条带）。RNA 电泳系统也要严格对 RNA 酶进行处理。

【注意事项】

（1）在 DNA 提取过程中应注意避免剧烈的振荡，以保证提取基因组 DNA 的完整性。

（2）在 RNA 提取过程中，应抑制或去除环境中的 RNA 酶。所有的玻璃、陶瓷和铁器具在高温高压灭菌，所有的塑料器皿用 0.1% 的 DEPC 水 37℃过夜浸泡，然后湿热灭菌，80℃烘干备用。配制溶液所需的水也要用 DEPC 处理过的水，而配制 Tris 相关的缓冲液时 Tris 会与 DEPC 发生反应，应避免用 DEPC 处理。另外操作过程中应戴手套。

【实验报告】

记录和分析实验过程。

【思考问题】

（1）在消化缓冲液中加入蛋白酶 K 的作用是什么？

（2）在 DNA 提取过程中，加入不含 DNA 酶的 RNA 酶的作用是什么？

（3）在 RNA 的提取中，DEPC 的作用是什么？

（刘建兵）

实验七 遗传咨询

【实验目的】

（1）了解遗传咨询的种类和对象。

（2）掌握遗传咨询的主要步骤。

（3）了解遗传咨询的伦理原则。

（4）通过对遗传案例分析，提出合理的遗传咨询方案。

【实验原理】

遗传病是严重危害人类健康的常见病和多发病，很多遗传病目前多无有效的疗法。因此开展遗传病的预防十分重要。遗传咨询（genetic counseling）是在一个家庭中预防遗传病患儿出生的最有效的手段。遗传咨询又称“遗传商谈”，是咨询医生和咨询者就某种遗传病的发病原因、遗传方式、诊断、治疗、预防、患病风险或再发风险及预后等问题，进行一系列的商谈和讨论，提出各种建议及指导，供咨询者作决策和参考的全过程。目的是确定遗传病患者和遗传病基因携带者，并对其后代患病的风险进行预测，以便商谈应采取的预防措施，帮助患者减轻身体和精神上的痛苦，缓解患者及其亲属的心理压力，减少遗传病患儿的出生，降低遗传病的群体发病率，从而减轻家庭和社会的精神及经济负担。

【实验内容】

1. 遗传咨询的对象　一般是在婚姻或生育时意识到存在潜在患遗传病风险的人。常见的遗传咨询对象有如下几种：

（1）曾生育智力低下、精神分裂症或先天畸形儿的夫妇。

（2）不明原因的反复流产或有死胎、死产等情况的夫妇。

（3）婚后多年不育的夫妇。

（4）35 岁以上的高龄孕妇。

（5）长期接触不良环境因素的育龄青年男女。

（6）孕期接触不良环境因素及患有某些慢性病的孕妇。

（7）常规检查、产前诊断或常见遗传病筛查发现异常者。

2. 遗传咨询的种类　除了外伤，其他自发性疾病都可以列入遗传咨询范围，尤其如白化病、智力低下、先天弱视、耳聋、畸形、精神分裂症、肿瘤等严重危害生命健康的疾病。

根据咨询时涉及的不同主要咨询问题，遗传咨询可分为一般咨询、婚前咨询和产前咨询。这些对于婚姻幸福、孕期母子健康以及避免遗传病患儿的出生都有重要意义。

（1）一般咨询：是针对某些遗传病或涉及遗传学的问题进行咨询。常遇到的问题有：所患疾病是否为遗传病；本人有遗传病家族史，这种遗传病是否会累及本人或后代；原发性不育或习惯性流产、早产的夫妇是否有遗传方面的原因；智力障碍、发育迟滞或性器官发育异常是否与遗传相关；已经诊断的遗传病是否可以治疗等。

（2）婚前咨询：婚前咨询的主要问题如下。本人或对方家属中的某种遗传病对婚姻的影响及后代健康估测；男、女双方有一定的亲属关系，能否结婚，若结婚对后代的影响有多大；双方中有一方患某种疾病，能否结婚，若结婚后是否会将疾病传到后代。

（3）产前咨询：是已婚男女在孕期前后前来进行咨询，主要咨询的问题如下。双方中一方或家属为遗传病患者，担心子女是否会得病，发病概率为多少；曾生育过遗传病患儿，再次妊娠生育相同患儿的概率及预防措施；年龄超过 35 岁的高龄孕妇；孕期前后双方之一有致畸因素接触史，咨询会不会影响胎儿。

3. 遗传咨询的伦理原则　医学遗传学的理论和技术已经深入影响到医学的各个领域，且随着对人类基因组神秘面纱的逐步揭开和测序技术的进步，这种影响愈发重要。由此给众多医学领域带来的伦理学、法律及社会和政策问题，也将不断增多且愈发严重。因此，遗传咨询过程中除应遵循医学伦理学的自主、有利、无害和公平四大原则外，还应该考虑遗传咨询服务的特殊性，在遗传咨询过程中应特别强调知情同意原则、非指令性原则、保护隐私原则和有利与无害原则。

【实验步骤】

1. 教师介绍遗传咨询一般步骤

（1）准确诊断：询问、查体、实验室检查，收集家族史、绘制系谱图。根据获得的资料及实验室的检查结果，判断是否为遗传病。

（2）确定遗传方式：根据所绘制的系谱图，分析判断遗传病的传递方式或可能的传递方式。

（3）再发风险的估计：回答咨询者所提出的各种遗传学问题，如该遗传病的产生原因、诊断、预防、治疗等，特别是有关再发风险的估计的问题。再发风险的估计是遗传咨询的核心内容，也是遗传咨询门诊有别于一般医疗门诊的主要特点。

（4）商讨对策和措施：与咨询者及家属商谈，并帮助他们做出恰当的选择和确定最佳措施。

（5）随访和扩大咨询：为了确证咨询者提供信息的可靠性和完整性，常常需要对咨询者进行回访，以便更好地改进工作。

2. 学生进行案例讨论　学生运用遗传规律，对下列案例进行分析讨论，判断各系谱的传递方式及其特点，用遗传理论解释系谱中出现的特殊现象，并预测一些个体今后产生遗传病后代的可能性。

案例一：一对恋人系姨表兄妹，由于他们有一个舅舅为苯丙酮尿症（PKU）患者，他们听说该病为遗传病，害怕婚后会生育出同病患儿，前来咨询。他们生育出的孩子患 PKU 的概率为多少？如何预防患儿的出生？

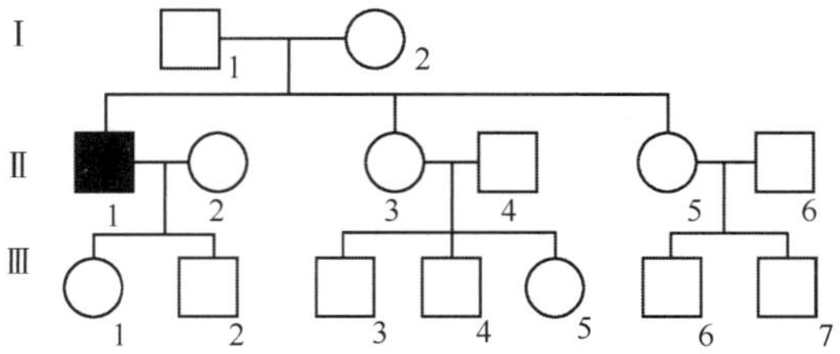

案例二：白化病是由于黑色素生成受阻，导致患者全身毛发和皮肤白化。白化病群体的发病率为 0.01%。表兄妹婚后后代患白化病的概率有多大？是随机婚配的多少倍？作为一名医生，你应当做些什么工作？

案例三：黑尿病（AR）的群体发病率为百万分之一，请问下列情况产生有病后代的概率是多大？

（1）两个正常的无亲缘关系的人结婚。

（2）一个黑尿病患者与一个正常的无亲缘关系的人结婚。

（3）一个正常的人，其弟弟患病，与一个正常的无亲缘关系的人结婚。

案例四：一位女性表型正常，其父母和两个哥哥表型也均正常。但是她母亲的两个弟弟患有假肥大型肌营养不良症前来咨询。

（1）该女性是携带者的概率为多少？

（2）如她与正常男性结婚，婚后生男孩的复发风险是多大？生女孩的复发风险是多大？

案例五：有一对外表正常的夫妇，怀孕 4 胎，有 2 次流产，存活的长女表型正常，但其染色体数目为 45 条，存活的男孩是一个具有 46 条染色体的先天愚型患者。

（1）请解释男孩的发病原因。

（2）长女将来会发病吗？婚后会生出先天愚型患儿吗？如果能，是否能防止患儿的出生？

案例六：一对夫妇婚后，怀孕 5 次，其中 4 胎流产，1 胎多发畸形。经细胞遗传学检查丈夫为易位携带者，他们还能否生出正常的孩子？如果能，表型正常的孩子的核型如何？

案例七：一女性，18 岁，因“生长发育迟缓 6 年，一直无月经来潮，乳房无发育”由父母陪同前来求诊。初步病史采集如下：父母发现患者从 12 岁起较同龄儿童身高矮，身高增长不明显，当时未予重视。3 年前，发现患者乳房发育较同龄女生差，且至今无月经来潮。初中毕业后未再读，学习成绩中等。查体：神志清晰，话语流利，营养可，身材矮小，身高 140cm；头发略稀疏，后发际低，有颈蹼，腋毛稀少，胸部平而宽，两乳房未见明显发育，两乳头间距明显超过两锁骨中线；阴毛稀少，外生殖器无畸形；其他系统检查正常。B 超示：原始子宫；两卵巢发育不良。实验室检查发现雌激素严重低下，卵泡刺激素和黄体生成素偏高。其父母咨询，该女性是否可以结婚，婚后是否能生育？

案例八：某一外表正常的妇女，经染色体检查发现所有被检的核型中都具有一条臂间倒位的 2 号染色体，其断裂点分别为 2p21 和 2q31，其他的染色体都正常。如该妇女与正常男性婚配，其后代可能出现哪些情况？

【实验报告】

总结遗传咨询的步骤，将案例讨论结果写成实验报告。

【思考问题】

（1）遗传咨询对于遗传病预防有何意义？

（2）为什么遗传咨询要考虑伦理问题，在基因治疗和辅助生育中存在哪些伦理问题？

（3）作为一名遗传咨询医生本身应当具备哪些素质条件？

（郝建卿）

实验八　人类遗传病系谱分析与讨论

【实验目的】

（1）通过对遗传病系谱分析，掌握单基因遗传病遗传方式及其特点。

（2）应用系谱分析法预测子代的发病风险、某种遗传病在群体中的发病率、致病基因频率及携带者频率。

【实验原理】

研究人类遗传病时常常用系谱分析的方法。系谱（pedigree）是指在详细调查患者家族史的基础上，将某种遗传病患者家庭成员的发病情况，按一定的格式绘成一个图谱，系谱分析是根据各种系谱的特点确定该种遗传病的遗传方式以及预测发病风险。

【实验内容与步骤】

确定下列各系谱的遗传方式及其特点，讨论并回答所提出的问题。

（1）白化病（albinism）是由于黑色素（melanin）生成受阻，导致患者全身毛发和皮肤白化。根据系谱回答下列问题。

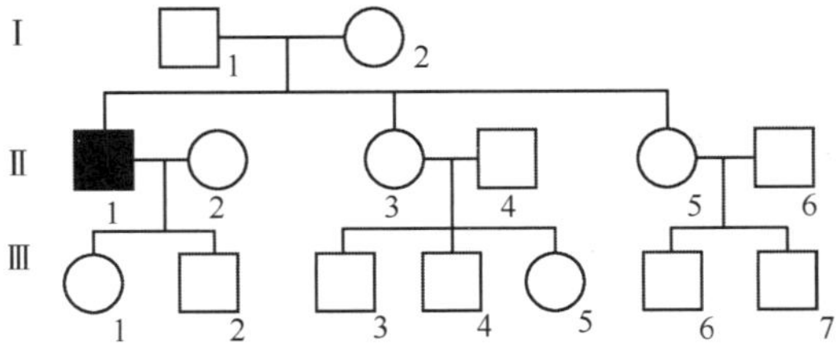

1）白化病属于何种遗传方式？为什么？

2）除 I_2、II_2、II_6 外，请给系谱中 I_1、II_3、II_5、III_1、III_5 和 III_6 填上恰当的基因型。

3）如果 III_5 和 III_6 正在准备结婚，作为一名医生你应当做些什么工作？

4）从理论上预测，他们结婚后生出白化病患儿的可能性为多少？

5）白化病群体的发病率为 0.0001，如果 III_5 和 III_6 与群体中无亲缘关系的人结婚，预测他们生出患儿的可能性为多少？

6）如果白化病患者的生育力为正常人的 9/10，求致病基因的突变率。

（2）下列是一个血友病 A（hemophilia A）患者的系谱，群体中男性的发病率为 0.09%，根据系谱回答问题。

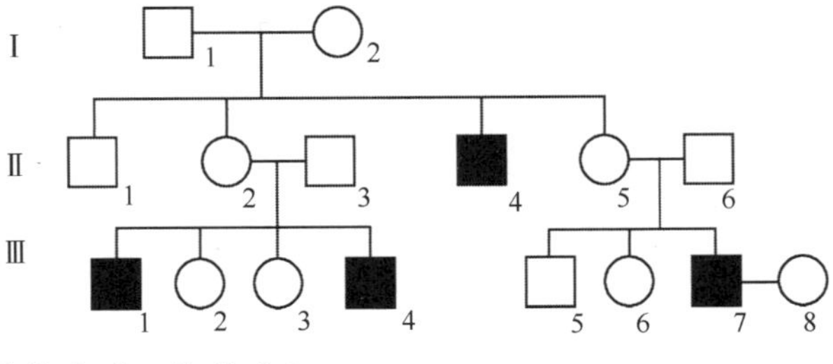

1）该病属于何种遗传方式？为什么？

2）群体中，血友病 A 的致病基因频率是多少？

3）群体中，女性患血友病的可能性为多少？

4）如果 III_3 与群体中一健康男子婚配，子女中发病的可能性为多少？

5）如果 III_7 与 III_8（III_8 家族中无血友病患者）结婚，他们所生男孩的患病风险为多少？

（3）下面为一视网膜母细胞瘤（retinoblastoma）患者家系，讨论并回答所提出的问题。

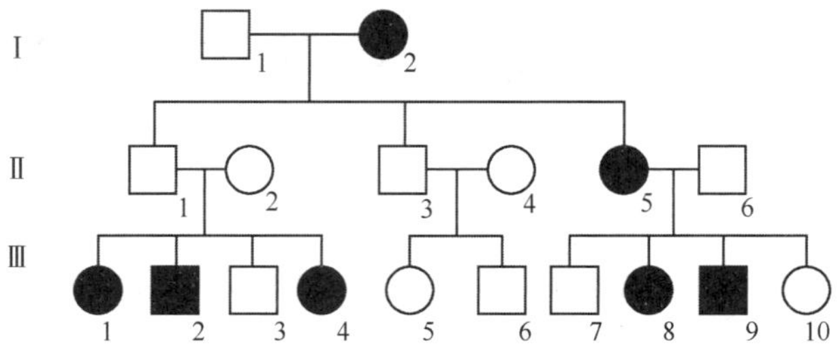

1）视网膜母细胞瘤属于何种遗传方式？为什么？

2）在该系谱中为什么Ⅱ$_{3}$的小家系中没有患者？

3）Ⅱ$_{1}$和Ⅱ$_{2}$表型均正常，其后代中却出现了患者，这是为什么？

4）请推测Ⅲ$_{6}$与正常人结婚是否会出现患者？

5）视网膜母细胞瘤的外显率为90%，Ⅲ$_{10}$表型正常，她担心婚后生出该病患儿，前来咨询，问有没有可能生出患儿？如果有，可能性为多少？（用遗传规律预测可能性为多少？用 Bayes 法预测可能性又是多少？）

6）如果Ⅲ$_{10}$婚后确实生了一个患儿，再生第二个孩子是患者的可能性为多少？

（4）两个色觉正常的夫妇有四个孩子。老大正常，是女儿，她的三个儿子中有两个色盲；老二正常，是女儿，她的五个儿子均正常；老三色盲，是儿子，他的两儿两女均正常；老四正常，是儿子，他的四个儿子均正常。绘出以上家庭的系谱，写出患者及其父母的基因型，说明老三的两个女儿是携带者的可能性为多少？如果老二再生一个儿子是患者的可能性为多少？

（5）下列为一遗传性肾炎（hereditary nephritis）的系谱。

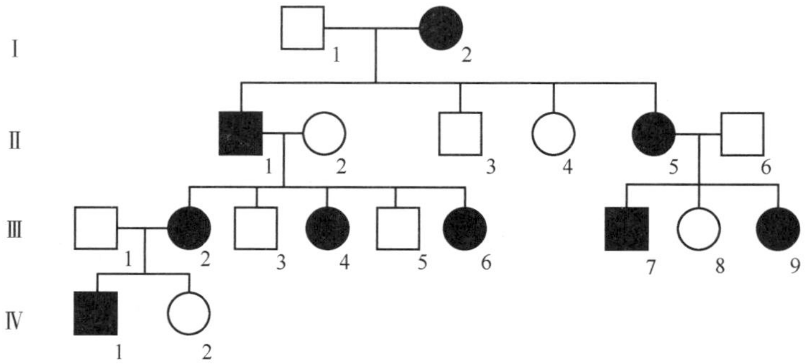

1）该病属于何种遗传方式？

2）该系谱中Ⅲ$_{3}$为什么没有患病？

3）Ⅲ$_{4}$如果与正常人结婚，其子女患同样疾病的可能性为多少？

4）Ⅳ$_{1}$若与正常女性结婚，其子女患病的可能性为多少？

（6）下列 4 个系谱各属于何种遗传方式，为什么？

1）

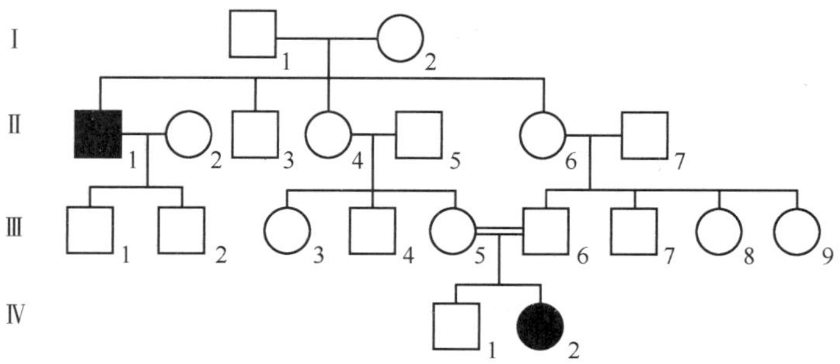

2）

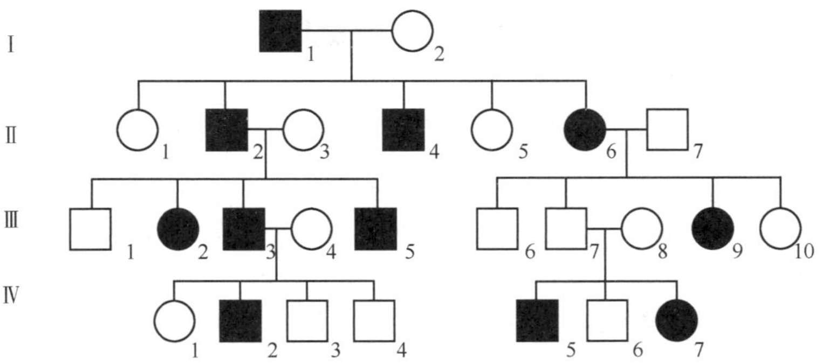

3）

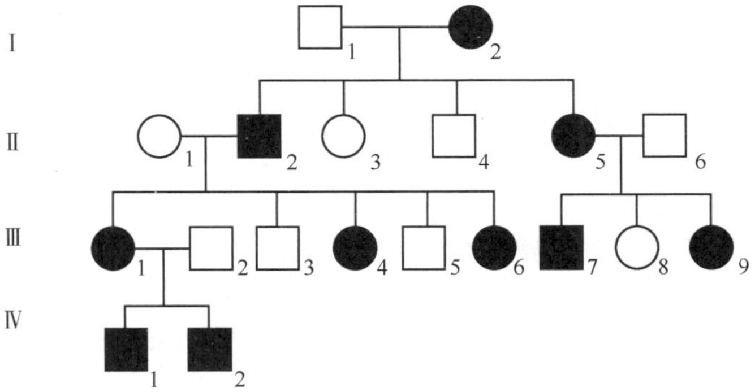

4）

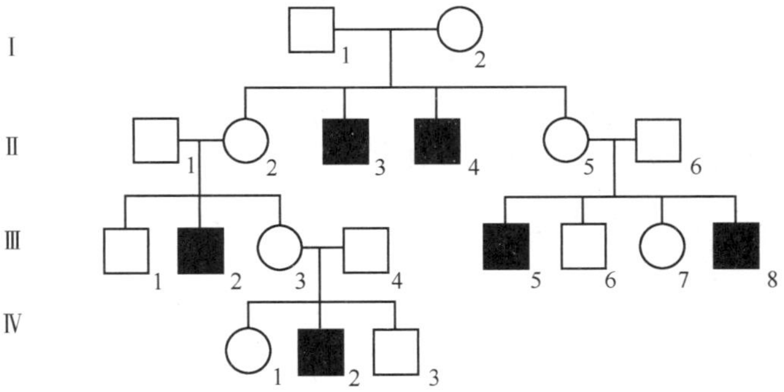

（7）讨论下列各小题，对系谱进行分析或估计发病风险。

1）一对来自农村的夫妇，身体健康，结婚6年，生有一男一女，但均因患先天性肌迟缓而死亡，为此来医院咨询。询问得知，这对夫妇系表亲婚配，丈夫的父亲与妻子的母亲为兄妹俩，丈夫有一哥哥婚后生有一正常女儿。据此请绘制系谱，并判断该病的遗传方式。

2）一对夫妇带一名5岁男孩就诊，病孩表现为行走笨拙，摇摆，似“鸭步”状。询问得知，妻子的哥哥在5岁左右时也表现出以上相似症状，10岁时由于肌肉萎缩瘫痪在床，至20岁死亡。试绘制该系谱，并判断该病的遗传方式。

（李　莉）

主要参考书目

白晓春，邓凡，2023. 医学细胞生物学实验指导及复习思考题. 2 版. 北京：科学出版社.

邓小明，朱科明，2001. 常用实验动物麻醉. 上海：第二军医大学出版社.

方瑾，黄东阳，2019. 医学细胞生物学实验指导与习题集. 4 版. 北京：人民卫生出版社.

傅松滨，2024. 医学遗传学. 5 版. 北京：北京大学医学出版社.

李光，2007. 医学细胞生物学实验. 北京：人民卫生出版社.

李光，2007. 医学遗传学实验. 北京：人民卫生出版社.

李永芳，郭淼，赵宝昌，2018. 医学遗传学实验指导与习题汇编. 北京：中国医药科技出版社.

刘恩岐，师长宏，谭冬梅，2024. 医学实验动物学. 2 版. 北京：科学出版社.

刘佳，李宏，2016. 医学细胞生物学与遗传学实验教程. 北京：科学出版社.

刘福英，刘田福，2005. 实验动物学. 北京：中国科学技术出版社.

刘艳平，2015. 细胞生物学实验指导. 北京：人民卫生出版社.

秦川，谭毅，2021. 医学实验动物学. 3 版. 北京：人民卫生出版社.

王洪波，2003. 医学生物学及医学遗传学实验. 北京：人民军医出版社.

王金发，何炎明，刘兵，2011. 细胞生物学实验教程. 2 版. 北京：科学出版社.

王金发，戚康标，何炎明，2012. 遗传学综合实验教程. 北京：科学出版社.

王培林，李冰，孙文婧，2023. 医学遗传学. 5 版. 北京：科学出版社.

王修海，单长民，杨康鹃，等，2016. 医学遗传学实验指导. 4 版. 北京：科学出版社.

税青林，2019. 医学遗传学. 3 版. 北京：科学出版社.

杨康鹃，王振华，2010. 医学细胞生物学实验指导. 2 版. 北京：人民卫生出版社.

杨建一，2015. 医学细胞生物学与遗传学实验指导. 3 版. 北京：科学出版社.

左伋，张学，2024. 医学遗传学. 8 版. 北京：人民卫生出版社.

附　　录

附录一　试剂浓度的表示方法及其计算

英文缩略词：

r/m 或 rpm，rotations per min，转 / 分。

g，gram，克。

mL，milliliter，毫升。

L，liter，升。

mol，摩尔；mmol，毫摩尔；μmol，微摩尔；mol/L，摩尔 / 升。

1. 百分浓度

（1）质量 - 质量百分浓度：一般指 100g 溶液中，所含溶质的克数，用公式表示为

$$\%(g/g)=\frac{m(\text{溶质质量})}{m(\text{溶液质量})}$$

例如：95% 的浓硫酸是指 100g 溶液中含有 95g 溶质。

（2）体积 - 体积百分浓度：一般指 100mL 溶液中，所含溶质的毫升数，用公式表示为

$$\%(mL/mL)=\frac{V(\text{溶质体积})}{V(\text{溶液体积})}$$

例如：配制 70% 的乙醇溶液 2000mL 时，可取无水乙醇 1400mL，加蒸馏水至 2000mL 即可，因为 70%×2000mL=1400mL。

2. 质量 - 体积浓度　指 1L 溶液中，所含溶质的克数，用公式表示为

$$m/V(g/L)=\frac{m(\text{溶质质量})}{V(\text{溶液体积})}$$

例如：配制 2g/L 碳酸氢钠 100mL，计算碳酸氢钠为 2g/L×0.1L=0.2g，即取 0.2g 碳酸氢钠。以蒸馏水溶解后稀释至 100mL。

3. 物质的量浓度　物质的量浓度，是指在 1L 溶液中，所含溶质的量，用公式表示为

$$C=\frac{m(\text{溶质的量})}{V(\text{溶液的体积 1L})}$$

溶质的量可用 mol、mmol、μmol 等表示。

例如：配制 1mol/L 的氢氧化钠溶液 1000mL，计算所需氢氧化钠的量。

已知氢氧化钠的摩尔质量 M=40g/mol，溶质的量 =m/M，m=40×1=40（g）。取 40g 氢氧化钠，先溶于 800mL 蒸馏水中，最后以蒸馏水稀释至 1000mL 即可。

4. 百分浓度与物质量浓度的换算　市售的硫酸、盐酸、硝酸等都采用 %（g/g）表示物质的含量。若换算成物质的量浓度时，可用下列公式计算：

$$C=\frac{1000\times\rho\times\%(g/g)}{M}$$

式中，ρ 表示密度，M 表示溶质的摩尔质量。

例如：已知 37%（g/g），密度为 1.19 的盐酸，求其量浓度。

已知 %（g/g）=37%　　ρ=1.19

M_{HCl}=36.5g/mol　（M_{HCl} 代表盐酸的摩尔质量）

则 $C=\dfrac{1000\times1.19\times37\%}{36.5}=12.1$（mol/L）

盐酸的摩尔浓度是 12.1mol/L。

5. 溶液的稀释与混合 溶液在稀释前后其溶质的量保持不变。

例如：要配制 0.4mol/L 的氢氧化钠溶液 500mL，需取多少毫升的 1mol/L 的氢氧化钠溶液？

已知 $C_{浓}$=1mol/L $C_{稀}$=0.4mol/L

$V_{稀}$=500mL

$V_{浓}=\dfrac{0.4\times500}{1}=200$（mL）

即取 1mol/L 的氢氧化钠溶液 200mL，加蒸馏水至 500mL。

例如：有 0.2mol/L 硫酸钠溶液 100mL，欲将其调整成为 0.5mol/L 的硫酸钠溶液，应加入 1mol/L 的硫酸钠溶液多少毫升？

已知 C=0.5mol/L C_1=1mol/L C_2=0.2mol/L

V_2=100mL

计算 $V_1=\dfrac{0.5\times100-0.2\times100}{1-0.5}=60$（mL）

即将 1mol/L 的硫酸钠溶液 60mL 加入到 0.2mol/L 硫酸钠溶液 100mL 中，即配制成 0.5mol/L 的硫酸钠溶液。

6. 一般溶液配制方法 固体药品可用称量瓶、表面皿或光滑的纸张装盛。液体试剂可利用移液管、量筒或移液枪，需要称重可放在称量瓶或小烧杯中称取。易吸水或挥发的试剂应当用有盖的称量瓶盖严后称量。固体药品配制前后将其研碎，以便加快溶解。

溶液配制一般先在烧杯中进行。当配制溶液精确度要求较高时，可将称取的试剂放在小烧杯中，先加入三分之一或二分之一溶剂量，搅拌使之完全溶解，然后转移到一定容积的容量瓶中，用少量溶剂冲洗烧杯壁数次，并将洗涤液一并移入容量瓶，再用溶剂稀释至刻度，混匀。配好后移入试剂瓶中待用。一般的溶液可直接在烧杯中按所需的浓度配制好，然后移入试剂瓶待用。

配制好的溶液应立即贴上标签，标明溶液名称、浓度、配制日期等。

（师如意）

附录二 实验常用溶液的配制

1. 革兰氏碘液 称取碘化钾 2g 溶于 100mL 蒸馏水中，再加 1g 碘，使其溶解。最后用蒸馏水稀释至 300mL，装于棕色瓶内，暗冷处保存。

2. 1% 甲苯胺蓝染液 甲苯胺蓝 1g，溶于 100mL 蒸馏水中，室温保存。

3. Ringer 液 在 800mL 蒸馏水中依次加入氯化钠（NaCl）8.5g、氯化钙（$CaCl_2$）0.12g、碳酸氢钠（$NaHCO_3$）0.2g、氯化钾（KCl）0.48g、磷酸氢二钠（Na_2HPO_4）0.01g、葡萄糖 2.0g，待完全溶解后定容至 1000mL 即可。

4. 1/20 000 詹纳斯绿染液 将 5mg 詹纳斯绿溶于 100mL 生理盐水中，混匀即可。

5. 瑞氏染液 瑞氏染料（粉）0.1g，纯甲醇 60mL。将瑞氏粉放入研钵内，加少量甲醇研磨，使染料溶解，然后将溶解的染料倒入洁净的玻璃瓶内，剩下未溶解的再加入少量甲醇研磨，如此反复操作，直至全部染料溶解完为止。配制的染液保存于室温中 1 周后便可使用。新鲜配制的染料偏碱性，放置后可呈酸性。染液储存越久，染色越好，但要密封保存，以免吸收水分影响染色效果。

6. 0.2% 甲苯胺蓝染液 甲苯胺蓝 0.2g，蒸馏水 100mL。称取 0.2g 甲苯胺蓝，先溶于少量丙酮内，待溶解后，加蒸馏水至 100mL 即成。

7. 1mol/L HCl 溶液 HCl（37%，比重 1.19）8.4mL，加蒸馏水至 100mL。

8. Schiff 试剂 取碱性品红 1g，溶于 200mL 煮沸过的蒸馏水中（注意放品红时不要在沸时加入），振荡 5min，待冷却至 50℃时粗滤纸过滤。在过滤液中加 1mol/L HCl 20mL，待冷却至 25℃时，加 1g 偏重亚硫酸氢钠（$NaHSO_3$）。摇匀后紧塞瓶口，置于暗处 12～24h，加 2g 活性炭，振荡 1min，静置约 30min 后，即为 Schiff 试剂。配制好的 Schiff 试剂应为无色液体，略有红色时应重新配制。配药所用的一切玻璃器皿应绝对清洁。配制好的 Schiff 试剂应置于棕色瓶中，避光密闭保存于 4℃冰箱中。

Schiff 试剂活力测定：加几滴 Schiff 试剂于 10mL 福尔马林（含有醛基）溶液中。假如溶液立即变为紫红色，则表明仍有效；若显色很慢，且显示的颜色为蓝色，则说明此 Schiff 试剂已经失效。

9. 1% 亮绿染液 亮绿 1g 溶于 100mL 蒸馏水中。

10. 甲基绿 - 派洛宁混合染液

A 液（0.2mol/L 乙酸缓冲液）：取冰醋酸 1.2mL，加入到 100mL 蒸馏水中，即为 a 液；取醋酸钠（NaAc·$2H_2O$）2.72g，溶于 100mL 蒸馏水中，即为 b 液。取 a 液 2 份，b 液 3 份混合即成 0.2mol/L 乙酸缓冲液。

B 液（2% 甲基绿）：2g 甲基绿溶于 100mL A 液中。

C 液（1% 派洛宁）：1g 派洛宁溶于 100mL A 液中。

D 液（甲基绿 - 派洛宁混合染液）：将 B 液和 C 液以 5 ∶ 2 的比例混合即可。

11. 5% 三氯乙酸 三氯乙酸 5g，溶于 100mL 蒸馏水中。

12. 0.1% 酸性固绿染液

A 液（0.11% 盐酸）：取盐酸 0.11mL，加蒸馏水至 100mL 混匀。

B 液（0.2% 固绿）：取固绿 0.2g 溶于 100mL 蒸馏水中。

0.1% 酸性固绿染液：将 A 液和 B 液以 1 ∶ 1 的比例混匀即可。

13. 0.1% 碱性固绿染液

A 液（0.05% $NaHCO_3$）：取碳酸氢钠 50mg，溶于 100mL 蒸馏水中。

B 液（0.2% 固绿）：取固绿 0.2g 溶于 100mL 蒸馏水中。

0.1% 碱性固绿染液：将 A 液和 B 液以 1 ∶ 1 的比例混匀即可。

14. 苏丹Ⅲ染液 苏丹Ⅲ 1g，加入 95% 乙醇溶液 100mL，再加甘油 100mL。

15. 甲醛 - 钙固定液 甲醛 10mL，10% 氯化钙（无水 $CaCl_2$ 10g 溶于 100mL 蒸馏水中）10mL，

蒸馏水 80mL。

16. Gendre 固定液 量取苦味酸（90% 乙醇饱和液）80mL、甲醛 15mL、冰醋酸 5mL 混匀，置 4℃冰箱备用。

17. 0.5% 过碘酸乙醇溶液 量取过碘酸（$HIO_4 \cdot 2H_2O$）0.4mL、95% 乙醇 35mL、0.2mol/L 醋酸钠（27.2gNaAc+1000mL H_2O）5mL、蒸馏水 10mL 混匀，避光保存于冰箱，溶液变黄则失效。

18. 亚硫酸水 量取 200mL 水、10mL10% 偏重亚硫酸钠（或偏重亚硫酸钾或无水亚硫酸钠）水溶液和 10mL 1mol/L 盐酸，混匀现配现用。

19. Harris 苏木精 苏木精 5g 溶于 50mL 无水乙醇中，硫酸铝钾 100g 溶于 1000mL 蒸馏水中，两者混合后煮沸，待稍冷加入氧化汞 2.5g，再煮沸 2min，用前加冰醋酸 20mL。

20. 0.01% 中性红 中性红 0.1g 溶于 1000mL 蒸馏水中。

21. 0.2mol/L 磷酸盐缓冲液（PBS 缓冲液，pH 6.8） 0.2mol/L Na_2HPO_4 49mL，0.2mol/L NaH_2PO_4 51mL。

22. M- 缓冲液 咪唑（pH 6.7）50mmol/L，KCl 50mmol/L，$MgCl_2$ 0.5mmol/L，EGTA[乙二醇 - 双 (2- 氨乙基) 四乙酸]1.0mmol/L，EDTA · $2H_2O$ 0.1mmol/L，β- 巯基乙醇 1.0mmol/L，甘油 4.0mmol/L，用 1mol/L HCl 调 pH 至 7.2。

23. 1% 的 Triton X-100/M- 缓冲液 取 1mL Triton X-100 液，加入 M- 缓冲液至 100mL。

24. 0.2% 考马斯亮蓝 R250 染液 甲醇 46.5mL，冰醋酸 7mL，蒸馏水 46.5mL，考马斯亮蓝 R250 0.2g。

25. 3% 戊二醛 取 3mL 25% 戊二醇溶液，加入 1/15mol/L 磷酸盐缓冲液（pH 7.3）至 100mL。

26. Carnoy 固定液 甲醇、冰醋酸按 3∶1 的容积比混合即可，现配现用。

27. 2% 枸橼酸钠（柠檬酸钠） 枸橼酸钠 2g 溶于 100mL 蒸馏水中。

28. 0.075mol/L KCl 低渗液 称取 KCl 0.559g，溶于 100mL 蒸馏水中。

29. Giemsa 染液 Giemsa 粉 1g，甘油（分析纯）66mL，纯甲醇 66mL。

将 Giemsa 粉末 1g 置于洁净干燥的研钵内，先加少量甘油精细研磨，直至无颗粒为止，然后边研磨边逐渐加入甘油至 66mL，充分混匀。然后倾入烧杯中，在水浴箱内加温至 60～65℃ 2h 左右（其间搅拌），使染料完全溶解。冷却后继而加入甲醇 66mL，充分混合，再在水浴箱内加温 15min。过滤后保存于棕色瓶中，置于 37℃温箱中 24h，即可成原液。使用时，将原液与 pH 6.8 磷酸盐缓冲液按照 1 ∶ 20 混合配成工作液。

30. 改良苯酚品红染液

（1）改良苯酚品红染液（一）

1）A 液：取 3g 碱性品红，溶于 100mL 70% 乙醇中（可长期保存）。

2）B 液：取 A 液 10mL，加入 90mL 5% 苯酚水溶液（可在 2 周内使用）。

3）C 液：取 B 液 45mL，加入 6mL 冰醋酸和 6mL 37% 甲醛。

4）改良苯酚品红染液：取 C 液 10mL，加入 90mL 45% 冰醋酸和 1g 山梨醇。

（2）改良苯酚品红染液（二）

1）A 液：取 3g 碱性品红，溶于 100mL 70% 乙醇中（可长期保存）。

2）B 液：取 A 液 10mL，加入 90mL 5% 苯酚水溶液（可在 2 周内使用）。

3）C 液：取 B 液 120mL，加入冰醋酸 12mL 和 37% 甲醛 12mL。

4）D 液：取 C 液 120mL，加入 480mL 45% 的冰醋酸。

5）改良苯酚品红染液：在 D 液中加 6g 山梨醇（成为 1% 浓度）。配好后至少放 4～5 天才可使用，可保存数年。

31. Hank's 液（pH 7.4）

（1）原液 A：NaCl 160g，KCl 8g，$MgSO_4 \cdot 7H_2O$ 2g，$MgCl_2 \cdot 6H_2O$ 2g，$CaCl_2$（无水）2.8g，溶于 1000mL 蒸馏水中。

（2）原液 B

1）$Na_2HPO_4 \cdot 12H_2O$ 3.04g，KH_2PO_4 1.2g，葡萄糖 20.0g，溶于 800mL 蒸馏水中，用滤纸过滤。

2）0.4% 酚红溶液：称取 0.4g 酚红，放入玻璃研钵中，逐滴加入 0.1mol/L NaOH（约 10mL），不断研磨，直至完全溶解。将溶解的酚红吸入 100mL 量瓶中，用双蒸水洗下研钵中残余酚红液，并入量瓶中，最后补加双蒸水至 100mL。

将 1）液和 2）液混合，再加双蒸水至 1000mL，即为原液 B。

（3）工作液：原液 A 1 份，原液 B 1 份，双蒸水 18 份，混匀后，分装于 200mL 小瓶中，包装包扎好瓶口，70kPa 高压蒸汽灭菌 15min，临使用时用无菌的 5.6%$NaHCO_3$ 溶液调 pH 至 7.4。

32. Alsever 液　葡萄糖 2.05g，枸橼酸钠（$Na_3C_6H_5O_7 \cdot 5H_2O$）0.80g，柠檬酸（$C_6H_8O_7 \cdot H_2O$）0.55g，NaCl 0.42g，双蒸水加至 100mL 溶解。

33. 50% 聚乙二醇（PEG 液）

（1）PEG 液（一）

1）CKN 溶液：NaCl 8.0g，KCl 0.4g，$Na_2HPO_4 \cdot 2H_2O$ 1.77g，$NaH_2PO_4 \cdot H_2O$ 0.69g，葡萄糖 2.0g，酚红 0.01g，溶于 1000mL 双蒸馏水中。

2）50%PEG 液：称取聚乙二醇放入刻度离心管中，在酒精灯火焰旁加热，使其溶解。待冷却至 50℃时加入等体积的预热至 50℃的 CKN 溶液，混合均匀，置 37℃水浴中保温，待用。

（2）PEG 液（二）：称取 0.5 g 聚乙二醇放入刻度离心管中，在酒精灯火焰旁加热，使其溶解。待冷却至 50℃时加入等体积的预热的 Hank's 液，混匀制成 50%PEG 溶液。置 37℃水浴中保温待用。

34. RPMI-1640 培养液　RPMI-1640 粉剂 10.4g，三蒸水或双蒸水 1000mL。

取 RPMI-1640 粉剂 10.4g，加入三蒸水 1000mL，充分搅拌使其完全溶解，抽滤除菌，分装置 4℃冰箱中保存。一般配制后在 4℃冰箱中只能保存 1～2 个月，长期保存时应放在 –20℃低温冰箱中。

35. 10μg/mL 秋水仙碱溶液　秋水仙碱 10mg 溶于 100mL 生理盐水中，装入棕色瓶中作为储备液，4℃冰箱保存。用时取储备液 1mL，加生理盐水 9mL，即为 10μg/mL 秋水仙碱。

36. 1/15mol/L 磷酸盐缓冲液（pH6.8）

1）A 液（1/15mol/L KH_2PO_4）：磷酸二氢钾（KH_2PO_4）9.078g 溶于 1000mL 蒸馏水中。

2）B 液（1/15mol/L Na_2HPO_4）：磷酸氢二钠（Na_2HPO_4）11.876g 溶于 1000mL 蒸馏水中。

3）工作液：A 液 50.8mL、B 液 49.2mL 混匀即成，应现配现用。

37. 0.25% 胰蛋白酶溶液　胰蛋白酶 0.25g，用 100mL 0.85% 的 NaCl 溶解后，抽滤灭菌，调整 pH，保存于 4℃冰箱中。

38. 5mol/L HCl 溶液　HCl（37%，比重 1.19）41.5mL，加蒸馏水至 100mL。

39. Macllvaine 缓冲液（pH 5.6）

1）A 液（0.1mol/L 枸橼酸溶液，$C_6H_8O_7$）：枸橼酸 2.10g 溶解于 100mL 蒸馏水中。

2）B 液（0.2mol/L 磷酸氢二钠溶液，$Na_2HPO_4 \cdot 12H_2O$）：磷酸氢二钠 7.16g 溶于 100mL 蒸馏水中。

3）Macllvaine 缓冲液（工作液）：取 A 液 8.4mL、B 液 11.6mL 混匀即成。

40. 0.005% 氮芥喹吖因溶液　取氮芥喹吖因 5mg，溶于 100mL 蒸馏水中即成，20℃下保存可用数天。

41. 0.05% 秋水仙碱溶液　取秋水仙碱 0.05g，溶于 100mL 灭菌生理盐水中。

42. 4% 碳酸氢钠（$NaHCO_3$）溶液　碳酸氢钠 4g 溶于 100mL 三蒸水或双蒸水中。

43. D-Hank's 液　称取 NaCl 8.00g、$Na_2HPO_4 \cdot 2H_2O$ 0.06g、KCl 0.40g、KH_2PO_4 0.06g，按顺序逐一加入 800mL 双蒸水中溶解。秤取 0.02g 酚红，用数滴 5.0% 的 $NaHCO_3$ 溶液溶解后，将溶解酚红加入上面的溶液中，补足双蒸水至 1000mL。分装瓶中。55kPa 高压灭菌 10min，4℃冰箱内保存备用。

44. 青、链霉素溶液　青霉素钠盐（40 万 U/ 瓶）5 瓶，链霉素（100 万 U/ 瓶）2 瓶。

将两者溶于 200mL 0.9% 的无菌生理盐水中，分装小瓶，–20℃保存。双抗在培养基中的终浓度为各 100U/mL 为宜。

45. HEPES 用总量为 90mL 的蒸馏水，溶解 1.6g NaCl、0.074g KCl、0.037g $Na_2HPO_4 \cdot H_2O$、0.2g 葡聚糖和 1g HEPES，用 0.5%NaOH 调 pH 至 7.05，再用蒸馏水定容至 100mL，用 0.22μm 滤菌器过滤除菌，分装成小份，–20℃储存。

46. 500μg/mL BrdU 液 称取 2mg BrdU 粉剂，溶于 4mL 无菌生理盐水中，使其终浓度为 500μg/mL。瓶外用黑纸包裹避光保存，置 4℃冰箱备用。

47. 2×SSC 液 NaCl 17.54g，枸橼酸钠 8.82g，溶于 1000mL 蒸馏水中。

48. TE Buffer 液（pH 8.0）

（1）1mmol/L Tris-HCl（pH 8.0）：取 Tris 242.2g，加双蒸水 1600mL，加热溶解，此为母液；取 Tris 母液 160mL，用 36.5%HCl（约 8.5mL）调 pH 至 8.0，加双蒸水定容至 200mL，在 103.4kPa 下灭菌 20min。

（2）500mmol/L EDTA（pH 8.0）：取 EDTA-Na_2 18.6g，加双蒸水 70mL，加热溶解后，再用 10mol/L NaOH 调 pH 至 8.0，加双蒸水定容至 100mL，在 103.4kPa 下灭菌 30min。

（3）TE Buffer 液：取 Tris-HCl（pH 8.0）10mL，500mmol/L EDTA（pH 8.0）2mL，加双蒸水至 1000mL，混匀即成。

49. 1% 台盼蓝溶液 将 1g 台盼蓝粉溶于 100mL 生理盐水中，加热使之完全溶解，用滤纸过滤除渣，装入瓶内置于 4℃冰箱保存。

50. 0.2% 肝素（抗凝剂） 肝素 200mg 溶于 100mL 生理盐水中。配制后高压灭菌（103.4kPa，20min），分装至小瓶中，4℃保存。

51. 各种浓度的苯硫脲溶液

（1）1 号液：取 1.3g 苯硫脲加 1000mL 蒸馏水，浓度约为 1/750。

（2）2 号液：取 100mL 1 号液加 100mL 蒸馏水（即加等量水），浓度约为 1/1500。

（3）3 号液：取 100mL 2 号液加 100mL 蒸馏水，浓度约为 1/3000。

依次类推，浓度减半，直至 13 号液。

52. 苏木精液 苏木精 1g，95% 乙醇 10mL，钾明矾 20g，氧化汞 0.5g，蒸馏水 200mL。

配制方法：将苏木精溶于乙醇中（稍加热），将预先已溶解明矾的蒸馏水加入苏木精乙醇液中，迅速煮沸，将火焰熄灭，慢慢加入氧化汞，溶液变成紫红色，此时将烧瓶立即浸入冷水中，静置一夜，用前过滤。

53. 1% 伊红 Y 染色液 伊红 Y 1g，蒸馏水 75mL，95% 乙醇 25mL。先取少许蒸馏水加入伊红，用玻璃棒将伊红研碎，再加入全部蒸馏水，溶解后加入乙醇。

54. 盐酸乙醇分化液 浓盐酸 0.5mL，75% 乙醇 100mL。用量筒取 75% 乙醇 100mL，放入棕色试剂瓶，再用吸管取 0.5mL 浓盐酸，插入棕色试剂瓶底挤出，立刻加瓶塞，避免挥发。

55. 吖啶橙贮存液 10mg 吖啶橙，100mL PBS 缓冲液。10mg 吖啶橙溶解于 100mL PBS 缓冲液中，调 pH 为 4.8～6.0，过滤，4℃避光保存。

56. PI 染液 PI 5mg、10mg/mL RNA 酶 10μL、1.0%Triton X-100 0.2mL，加 PBS 缓冲液至 100mL，调 pH 为 7.2～7.6，用棕色瓶分装，4℃避光保存。

57. PBS 缓冲液（pH=7.4） 称量下列试剂，置于烧杯中。

NaCl 8g，KCl 0.2g，Na_2HPO_4 1.42g，KH_2PO_4 0.27g。

向烧杯中加入约 800mL 的去离子水，充分搅拌溶解。滴加浓盐酸调节 pH 在 7.4，然后加入去离子水将溶液定容为 1000mL 即可。

58. 0.25mol/L 蔗糖 -0.003mol/L 氯化钙溶液 称取 85.5g 蔗糖和 0.33g 氯化钙溶于 1000mL 蒸馏水中。

59. 0.02% 詹纳斯绿 B 染液 称取詹纳斯绿 B 0.02g 溶于 100mL Ringer 液中。

（李 莉 张 娟）

附录三　动物实验常用操作技术

动物实验是科学研究中常用的一种手段，通过对活动物进行实验和观察来获取实验数据和研究结论。掌握有关动物实验的基本知识，对动物实验的顺利开展至关重要。动物实验常用操作技术主要包括：实验动物的抓取与固定、给药、采血、标记、麻醉、处死等内容。该技术在生命科学各研究领域中已不同程度地被应用，成为生命科学实验工作者必须熟练掌握的一门基本功。

【实验动物的抓取与固定】

抓取和固定是最基本的一项动物实验操作技术。在对实验动物进行抓取和固定过程中为了既不伤害动物，又不影响观察指标，并防止被动物咬伤，保证实验的顺利进行，工作人员必须对各种动物的生活习性有所了解，掌握合理抓取固定各种实验动物的方法，操作时要小心仔细、熟练准确、不能粗暴、不可恐吓动物。下面介绍几种常用的有代表性的抓取固定方法。

1. 小鼠的抓取与固定

（1）抓取方法：小鼠性格温顺，不易咬人，抓取时只需用右手拇指和食指抓住小鼠尾中部提起（附图 1），若要移动小鼠，只需双手将其捧起（附图 2）。

（2）固定方法

1）若进行灌胃，以及肌内、腹腔和皮下注射，抓取小鼠后置于鼠笼或较粗糙的实验台向后拉，在其向前爬行时，用左手拇指和食指抓住小鼠的两耳和颈部皮肤（附图 3），将鼠体置于左手心中，把后肢拉直，以无名指按住鼠尾，小指按住后腿即可。这时要注意力度，用力过度会使小鼠窒息或颈椎脱臼。

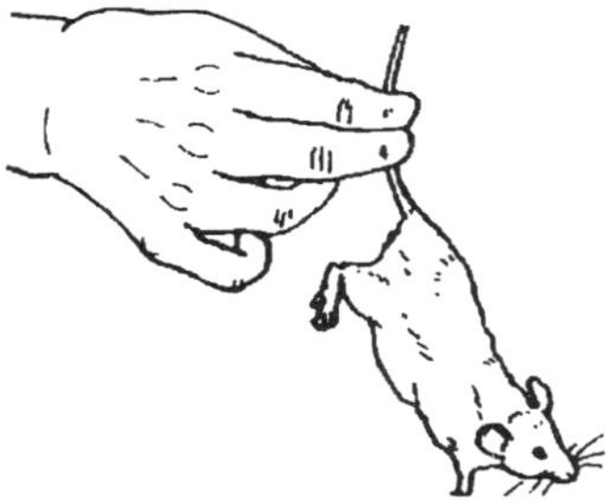

附图 1　提尾抓取小鼠

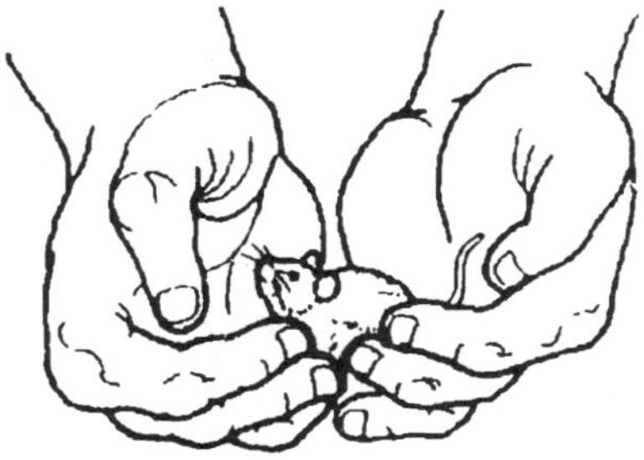

附图 2　双手捧取小鼠

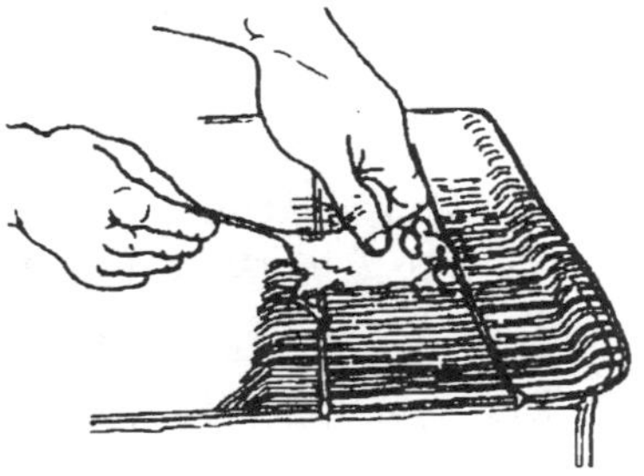

附图 3　按压固定小鼠

2）若进行尾静脉注射或取血，先根据小鼠大小选择合适的固定器，并打开固定器筒盖，让其头部对准鼠筒口并送入筒内，根据动物体长调节固定器长短，露出尾巴，固定筒盖即可进行操作（附图 4）。

3）若进行心脏采血或外科手术等实验，需将小鼠作一定形式的固定，解剖手术和心脏采血等均可使动物先取背卧位（必要时先行麻醉），再用大头针或细绳将鼠前后肢依次固定在固定板上（附图 5）。

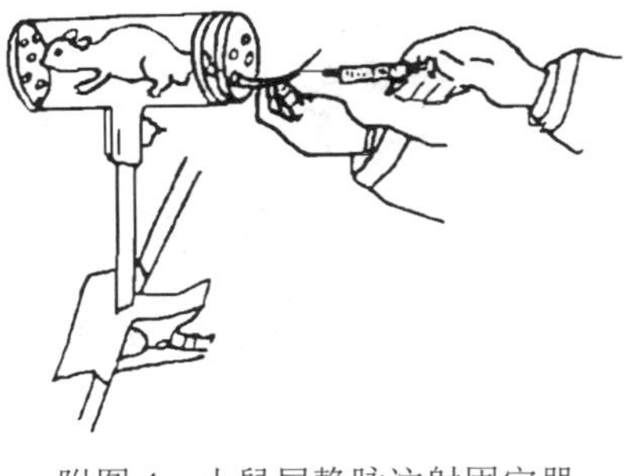

附图 4　小鼠尾静脉注射固定器

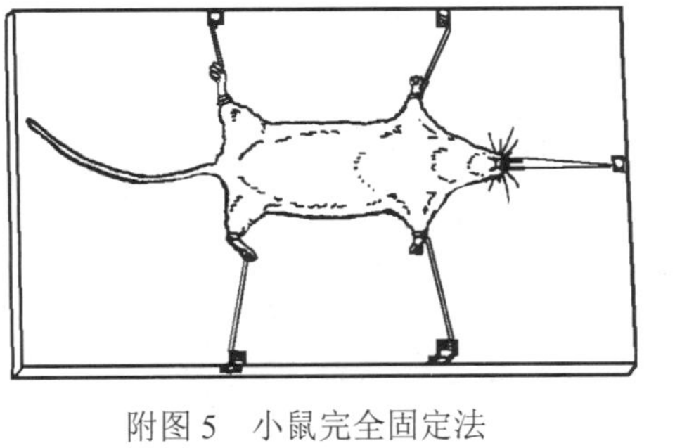

附图 5　小鼠完全固定法

2. 大鼠的抓取与固定

（1）抓取方法：大鼠比小鼠牙尖性猛，抓取时为避免咬伤，可戴上帆布手套。4～5 周龄以内的大鼠，可以同小鼠一样的抓取方法，但周龄较大的大鼠则需抓住大鼠尾巴的基部。

（2）固定方法

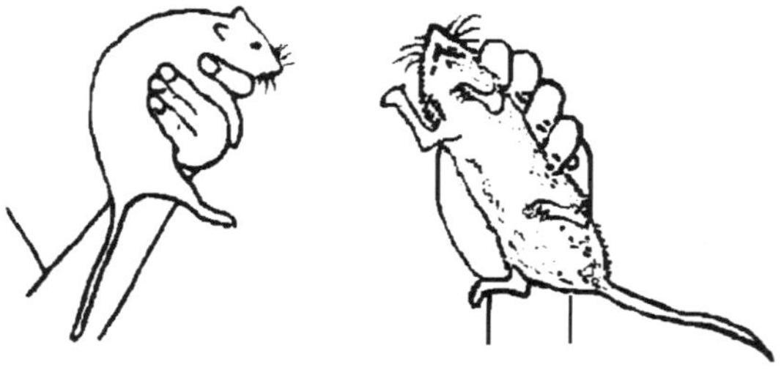

附图 6　大鼠的抓取与固定

1）若进行灌胃，以及肌内、腹腔和皮下注射，可采用左手固定法。张开左手虎口，迅速将拇指、食指插入大鼠的腋下，虎口向前，其余三指及掌心握住大鼠身体中段，并将其保持仰卧位，之后调整左手拇指位置，紧抵在颌骨上，右手即可进行实验操作（附图 6）。

2）在进行尾静脉注射或取尾血时，可将大鼠固定在大鼠固定器内，固定方法同小鼠。

3）若要心脏采血、解剖或进行外科手术时，则需事先麻醉或处死，然后用细棉线绳活缚腿，背卧位绑在大鼠固定板上，其余操作同小鼠一样。

3. 豚鼠的抓取与固定　豚鼠较为胆小易惊，不宜强烈刺激和受惊，所以在抓取时，必须稳、准、快。抓取幼年豚鼠时，可用双手捧起。抓取较大的豚鼠时，先用手掌迅速扣住豚鼠背部，抓住其肩胛上方，以拇指、食指捏住颈部，其余手指握持躯干，即可轻轻提起。对怀孕或体重较大的豚鼠，应以左手托其臀部。

豚鼠的固定方法基本同大鼠。

4. 家兔的抓取与固定

（1）抓取方法：实验家兔多数饲养在笼内，所以抓取较为方便。轻轻打开笼门，一般用右手抓住家兔颈部的被毛连同皮肤一起抓住，然后左手托其臀部，让其体重重量的大部分集中在左手中，避免抓取过程中的动物损伤。不能采用抓双耳或抓提腹部。

（2）固定方法

1）在给家兔灌药时，可采用徒手固定法，即人坐在椅子上用一只手抓住颈背毛皮，另一只手抓住两后肢放入大腿之间，大腿夹住家兔的下半身，再用手抓住家兔的两个前肢固定之，抓住颈背部的手，同时捏住两个耳朵，不让其头转动。

2）做兔耳血管注射、采血或观察兔耳血管变化、兔脑内接种时，可采用兔头固定器固定（附图 7）。

3）做兔血压、呼吸测量或进行手术操作时，则采用兔解剖台固定（附图 8）。

4）做头部手术时，采用马蹄形固定器固定头部（附图 9）。

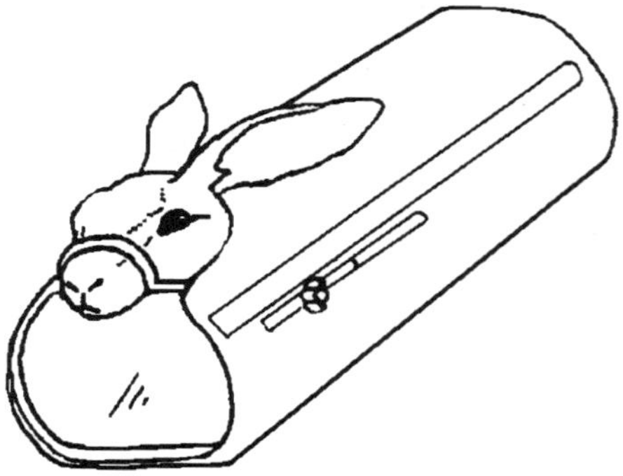

附图 7　兔头固定器

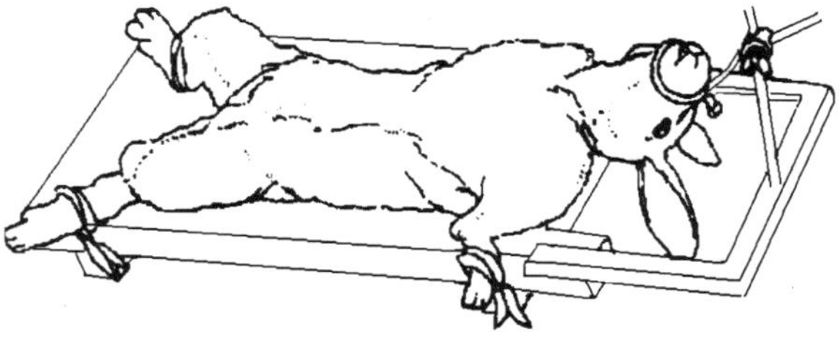

附图 8　兔解剖台固定

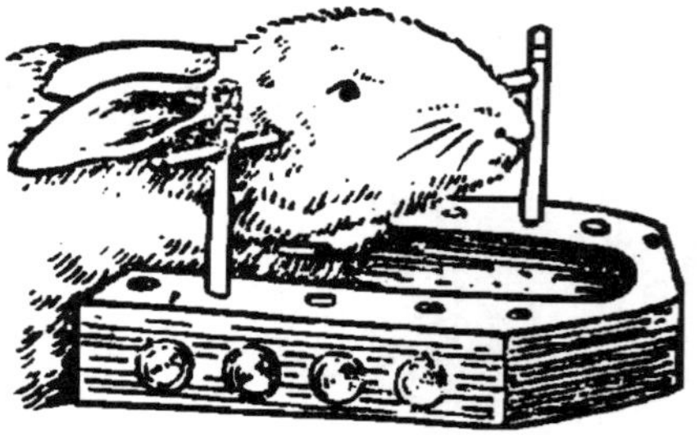

附图 9　兔的马蹄形固定器

5. 蛙类的抓取与固定

（1）抓取方法：抓取蛙类宜用左手将动物背部贴紧手掌固定，以中指、无名指、小指压住其左腹侧和后肢，拇指和食指分别压住左、右前肢（附图 10），右手进行操作。抓取蟾蜍时，注意勿挤压其两侧耳部突起以免毒液射进眼中。

（2）固定方法：实验如需长时间观察，可破坏其脑脊髓（观察神经系统反应时不应破坏脑脊髓）或麻醉后用大头针固定在蛙板上。依实验需要采取俯卧位或仰卧位固定。

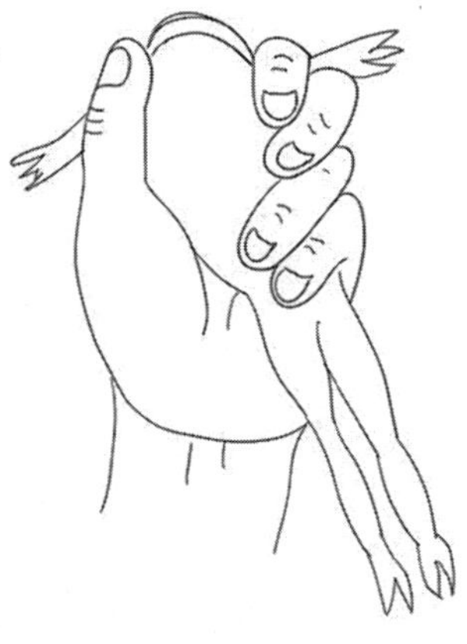

附图 10　蛙类抓取方式

6. 犬的抓取与固定

（1）抓取方法：未经训练用于急性实验的犬性情凶恶，可能会咬人，因此进行实验时第一个步骤就是要绑住犬嘴。绑嘴时可从侧面靠近轻轻抚摸其颈背部皮毛，然后迅速用布带缚住其嘴。其方法是用布带迅速兜住犬的下颌，绕到上颌打一个结，再绕回下颌下打第二结，然后将布带引至头后颈项部打第三个结，并多系一个活结（以备麻醉后解脱）。注意捆绑松紧度要适宜。如果很难制服，则用犬头钳夹住其颈部，将犬按倒在地，再绑其嘴（附图 11）。

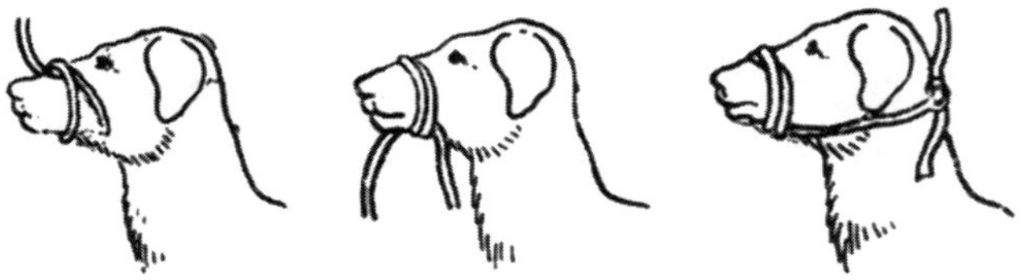

附图 11　犬嘴捆绑法

（2）固定方法：若实验需要静脉麻醉时，可先使动物麻醉后再移去犬头钳，解去绑嘴带，把动物放在实验台上，然后先固定头部，再固定四肢。①头部固定：固定犬头需用一特制的犬头固定器。②四肢固定：如采取仰卧位，四肢固定方法与家兔相同。

7. 猪的抓取与固定

（1）抓取方法：抓取小猪时，可以采取抱住猪的胸部的方法抓取，也可以采用双手捉起猪的双后肢的方法抓取。

（2）固定方法：用“V”形固定台，将猪背位仰卧，用绳子将四肢固定在“V”形固定台的边缘。仔猪和小猪常采用仰卧固定法：一人抓住两后肢，尽量向后牵引，一人握住头部，使其头部贴地，并使两前肢与体中线垂直。大猪采用站立固定法，一人用猪勒子将猪上颌骨吊起固定，头尽量向后，充分暴露胸前凹陷处。

8. 猴的抓取与固定

（1）抓取方法：猴反应迅速、动作敏捷。特别是成年猴，在受到威胁时会有很强的攻击性。因此，在抓取猴前，饲养人员和实验人员必须穿戴好防护工作服，戴好口罩、防护手套和工作帽，做好必要的防护准备。猴子的抓取工作经常需要两个以上的工作人员协同完成，要求工作人员之间有良好的默契。

1）在室内或大型运动笼内抓取猴时，至少需两人合作，用长柄网罩，最好一次罩住，因为猴受惊后，第二次抓取更为困难。罩住猴后，另一工作人员由罩外抓住猴的颈部，轻掀网罩，再提取猴的手臂反背握住，此时猴便无法逃出。

2）从无活动推板笼中抓取猴时，最好也能由两个饲养人员协作完成。人员甲应以右手持短柄网罩，左臂紧靠门侧，以防笼门敞开时猴逃出笼外，将猴罩住。人员乙由罩外抓住猴的颈部，轻掀网罩，再提取猴的手臂反背握住，此时猴便无法逃出。

3）从有活动推板的笼中抓取猴时，操作就变得相对简单。人员甲将活动推板拉至笼子前面，将猴活动范围限制在前区；人员乙通过笼间空隙抓住猴右臂：人员甲将活动杆推回，打开笼门，利用其右手抓住猴颈背部皮肤，将猴的左臂握于其左手间；人员乙慢慢将猴的右臂递给人员甲的左手；人员甲将猴握于其左手。

4）慢性实验用的猴，甚至现在很多实验室给其戴上铁链条，需抓取时，只需将铁链抽紧固定于笼壁，反背其双臂即可。考虑到动物长期的福利问题，建议不要使用此方法。

（2）固定方法

1）徒手固定：将猴两前肢反背在其背后，操作者用一只手握住两前肢，用另一只手从头后将猴头部捉住，即可将猴固定（大拇指和食指或中指分别位于猴子的两耳部）。

2）固定架固定：在猴清醒状态下，要进行较长时间的操作时，固定猴一般是使用猴固定架。

【实验动物的给药途径】

对动物实验，常用的给药方法包括经口给药和非经口给药两种途径。可根据实验目的、实验动物的种类和药物剂型等情况确定。

1. 经口给药

（1）自动口服给药：把药物放入饲料或溶于饮水中让动物自由摄取。这种方法简单易行，但不能保证准确的给药剂量。且动物个体间服药量差异较大。大动物在给予片剂、丸剂、胶囊剂时，可将药物用镊子或手指送到舌根部，迅速关闭口腔，将头部稍稍抬高，使其自然吞咽。一般适用于动物疾病的防治、药物的毒性观察、某些与食物有关的人类疾病模型的复制。

（2）强制灌胃给药：这种方法一般能准确控制给药量。但不同类型的实验动物给药方式有所不同，具体如下。

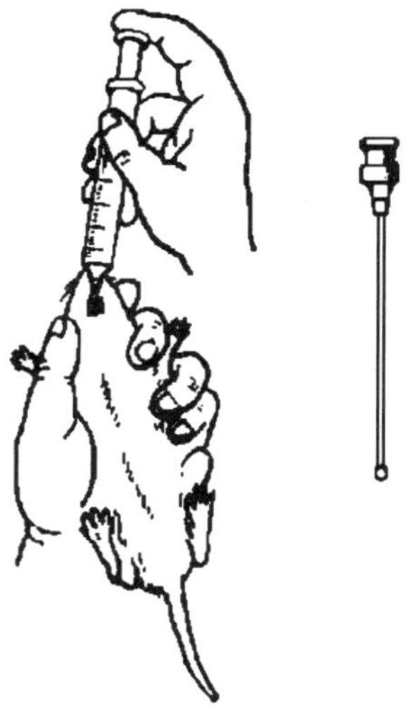

附图 12　小鼠胃内注入法

1）小鼠、大鼠、豚鼠和蛙等小型实验动物：操作前将灌胃针安装在注射器上，吸入药液。左手抓住动物背部及颈部皮肤将动物固定，右手持注射器，将灌胃针插入动物口中，沿咽后壁缓缓插入食管。动物头颈应固定成垂直体位，针插入时应无阻力。若感到阻力或动物挣扎时，应立即停止进针或把针拔出，以免损伤或穿破食管以及误入气管。一般当灌胃针插入小鼠 3～4cm，大鼠或豚鼠 4～6cm 后即可将药物注入（附图 12）。

2）家兔、犬、猪和猴等大型实验动物：灌胃时，先将动物固定，再将特制的扩口器放入动物口中。扩口器之宽可视动物口腔大小而定，如犬的扩口器可用木料制成长方形，长 10～15cm，粗细应适合犬嘴，2～3cm，中间钻一个孔，孔的直径为 5～10mm。灌胃时将扩口器放于动物上下门牙之后，将带有弹性的橡皮管（如导尿管）经扩口器上的小圆孔插入，沿咽后壁进入食管，此时应检查导尿管是否正确插入食管，可将导管外口置于一盛水的杯中，如不产生气泡，即可认为导管在食管中，未入气管，即可将药液灌入。

家兔和犬灌胃时，也可不用扩口器也能顺利将药液灌入胃内。犬灌胃时，用 12 号灌胃管，左手抓住犬嘴。右手中指由右嘴角插入，摸到最后一对臼齿后的天然空隙，胃管顺食管方向不断插入约 20cm，可达胃内，将胃管的另一端插入水中，如不出气泡表示确已进胃，即可灌入。家兔灌胃时，将家兔固定在木制固定盒内，左手虎口卡住并固定好兔嘴，右手取 14 号细导尿管，由右侧唇裂避开门齿，将导管慢慢插入，如插管顺利，动物不挣扎，插入约 15cm 时，即表示插入胃内，即可将药液注入。

各种动物一次灌胃能耐受的最大量：小鼠 0.5～1.0mL，大鼠 4～7mL，豚鼠 4～7mL，家兔 80～150mL，犬 200～500mL。

2. 非经口给药

（1）皮内注射：注射前一天，将动物注射部位被毛用脱毛法脱净。注射时，皮内注射针面朝上与皮肤平行刺入皮内（表皮和真皮之间），然后推液。当药液注入皮内时，可见到皮肤表面马上鼓起一小疱，形成皮丘，同时因注射部位局部皮肤缺血呈苍白色，皮肤上的毛孔极为明显。此小疱如不很快消失，则证明注射液确实注入皮内，若很快消失，就可能注在皮下，应重新换位注射。皮内注射部位：小鼠、大鼠、豚鼠和家兔的皮内注射部位均为背部脊柱两侧皮肤。注射量：小鼠最多不超过0.05mL，豚鼠、大鼠、家兔一般为0.1mL。

（2）皮下注射：注射时一般以左手拇指和食指提起皮肤，以5号针头注射器刺入皮下（真皮下），若针头能自由移动无牵阻，注入注射液后形成小疱，注射液很快扩散，短时间内小疱可消失，则证明注射液确实注入皮下，拔针时，轻按针孔片刻，防药液逸出。皮下注射部位一般小鼠在背部或前肢腋下，大鼠在背部或侧下腹部；豚鼠在后大腿内侧、背部等脂肪少的部位；家兔在背部或耳根部注射；蛙可在脊背部淋巴囊注射；犬多在大腿外侧注射；猪多在大腿内侧注射；猴的颈后、腰背皮肤疏松，可大量注射，上眼睑、大腿内侧上1/3处及臂内侧皮内也可进行皮下注射（附图13）。

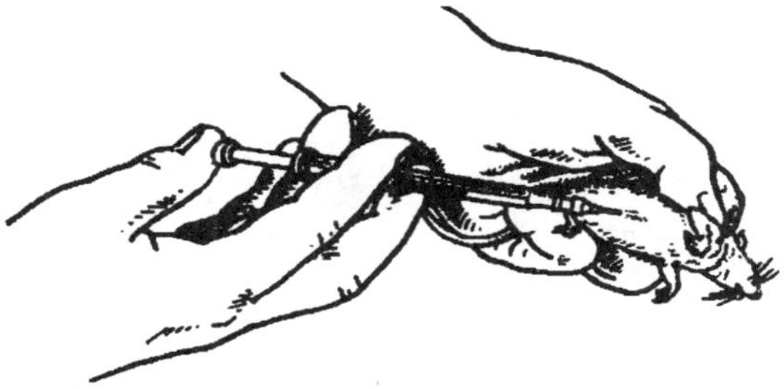

附图13 小鼠皮下注射法

（3）腹腔注射

1）用小鼠、大鼠、豚鼠做实验时，以左手抓住动物，使腹部向上，右手将注射针针头于左（或右）下腹部刺入皮下，以45°穿过腹肌，固定针头，缓慢注入药液，为避免伤及内脏，可使动物处于头低位，使内脏移向上腹（附图14）。若实验动物为家兔，进针部位为下腹部白线外1cm处。

2）犬、猪的腹腔内注射部位在耻骨前缘2～5cm腹白线的侧方。

（4）肌内注射：应选用肌肉发达，无大血管通过的部位，一般多选在臀部。注射时垂直迅速刺入肌肉，回抽无血，才可进行注射。给小鼠、大鼠、豚鼠等小型实验动物做肌内注射时，一般用左手抓住动物的两耳和头部皮肤，右手持注射器，将针头刺入大腿外侧肌肉，将药液注入。犬、猪、猴等大型实验动物选臀部注射。

（5）静脉注射

1）家兔：兔的耳部血管分布清晰，耳外缘为静脉。内缘静脉深而且不易固定，一般不采用。外缘静脉易固定，常被选用。先拔去注射部位的被毛，用手轻揉兔耳，使静脉充盈，一般用左手食指和中指夹住静脉的近端，拇指绷紧静脉的远端，无名指及小指垫在下面，右手持注射器从静脉的远端刺入，移动拇指固定针头，放开食指和中指，将药液注入，然后拔除针头，用干棉球压迫针眼止血（附图15）。

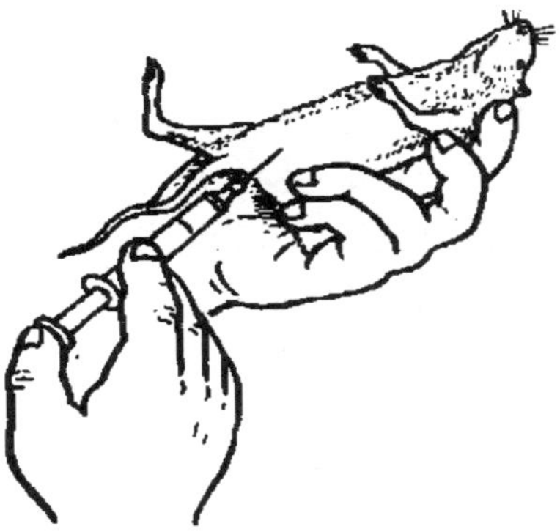

附图14 小鼠腹腔注射法

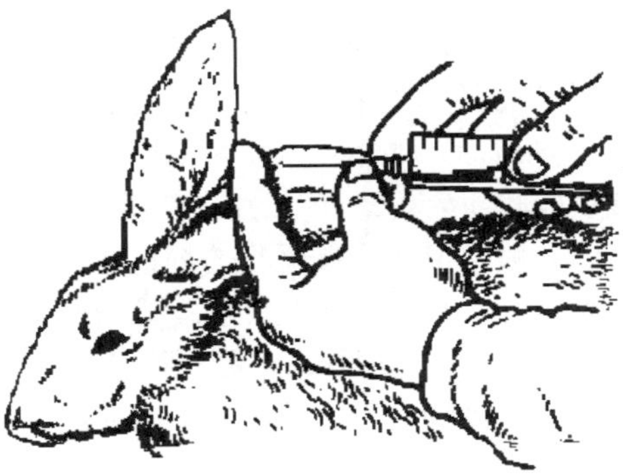

附图15 兔耳缘静脉注射法

2）小鼠和大鼠：一般选用尾静脉注射。操作时先将动物固定在鼠固定器内或扣在烧杯内，使尾巴露出，尾部用45～50℃的温水浸润30s或用酒精棉擦拭使血管充盈，用中指从下面托起尾巴，以无名指和小指夹住尾巴末梢，右手持4号（小鼠）或4.5号（大鼠）细针头注射器，使针头与静脉平行（小于30°），从尾巴下部1/4处（距尾尖2～3cm）处进针，此处皮薄易于刺入，先缓注少量药液，如无阻力，表示针头已进入静脉，可继续注射。注射完毕后，将尾部向注射侧弯曲以止血。如反复注射，应尽可能从末端开始，随后向尾根部方向移动注射。

3）豚鼠：可采用前肢皮下头静脉、后肢小隐静脉注射或耳缘静脉注射。犬常选用前臂皮下进行静脉注射；猪多采用耳静脉注射；猴静脉注射常选用前肢桡静脉或后肢隐静脉。

几种动物不同注射途径的常用注射量见附表1。不同给药途径的注意事项见附表2。

附表1　几种动物不同注射途径的常用注射量（mL）

注射途径	小鼠	大鼠	豚鼠	家兔	犬
腹腔	0.2～1.0	1.0～3.0	2.0～5.0	5.0～10.0	5.0～15.0
肌内	0.1～0.2	0.2～0.5	0.2～0.5	0.5～1.0	2.0～5.0
静脉	0.2～0.5	1.0～2.0	1.0～5.0	3.0～10.0	5.0～15.0
皮下	0.1～0.5	0.5～1.0	0.5～2.0	1.0～3.0	3.0～10.0

附表2　不同给药途径的注意事项

给药途径	注意事项
经口给药	容量负荷，禁食，药物温度
皮下注射	药物吸收速度和程度，不使用弗氏佐剂
皮内注射	给药体积
腹腔注射	药物注入肠道，腹膜炎，注射液温度，多次给药时少用
肌内注射	疼痛，伤及神经，局部炎症，药物吸收速度，多次给药避免在同一部位，每日注射部位不超过2个
静脉注射	分为快速（1min）、缓慢注射（5～10min）和输液，注射速度和容积，持续时间，注射温度。快速注射要求药物和血液有相容性且黏度不高
脑内注射	注射速度和容积

【实验动物的给药剂量】

1. 动物给药量的确定　在观察一种药物的作用时，应该给动物多大剂量是实验开始时应确定的一个重要问题。剂量太小，作用不明显，剂量太大，又可能引起动物中毒致死，可以按下述方法确定剂量。

（1）先用小鼠粗略地探索中毒剂量或致死量，然后用小于中毒的剂量，或致死量的若干分之一为应用剂量，一般可取1/10～1/5。

（2）植物药粗制剂的剂量多按生物药品折算。

（3）化学药品可参考化学结构相似的已知药物，特别是化学结构和作用都相似的药物剂量。

（4）确定剂量后，如第一次实验的作用不明显，动物也没有中毒的表现（体重下降、精神不振、活动减少或其他症状），可以加大剂量再次实验。如出现中毒现象，作用也明显，则应降低剂量再次实验。一般情况下，在适宜的剂量范围内，药物的作用常随剂量的加大而增强。所以有条件时，可同时用几个剂量做实验，以便迅速获得关于药物作用的较完整的资料。如实验结果出现剂量与作用强度之间毫无规律时，则更应慎重分析。

（5）采用大型动物进行实验时，开始的剂量可采用给鼠类剂量的1/15～1/2，以后根据动物的反应调整剂量。

（6）确定动物给药剂量时，要考虑给药动物的年龄大小和体质强弱。一般来说确定的给药剂量是指成年动物的剂量，如果是幼小动物，剂量应减少。如以犬给药量为 1 份时，3～6 月龄的给 1/2，45～89 日龄的给 1/4 份，20～44 日龄的给 1/8 份，10～19 日龄的给 1/16 份。

（7）确定动物给药剂量时，要考虑因给药途径不同，所用剂量也不同。口服量为 100 时，灌肠量应为 100～200，皮下注射量为 30～50，肌内注射量为 25～30，静脉注射量为 25。

2. 实验动物给药量的计算方法　动物实验所用的药物剂量，一般按 mg/kg 体重或 g/kg 体重计算，应用时需从已知药液的浓度换算出相当于每千克体重应注射的药液量（mL），以便给药。

例如：体重 1.8kg 的家兔，静脉注射 20% 氨基甲酸乙酯麻醉，按每千克体重 1g 的剂量注射，应注射多少毫升？

计算方法：家兔每千克体重需注射 1g，注射液浓度为 20%，则氨基甲酸乙酯溶液的注射量应为 5mL/kg 体重，现在家兔体重为 1.8kg，应注射 20% 氨基甲酸乙酯溶液用量 =5×1.8=9mL。

3. 人与动物及各类动物间药物剂量的换算方法

（1）人与动物用药量换算：人与动物对同一药物的耐受性相差很大。一般说来，动物的耐受性要比人大，也就是单位体重的用药量比人大。人的各种药物的用药量在很多参考书上可以查到，但动物用药量可查的参考书比较少，而且动物用的药物种类远不如人用的多。因此，必须将人的用药量换算成动物的用药量。一般可按下列比例换算：人用药量为 1，小鼠、大鼠为 25～50，家兔、豚鼠为 15～20，犬、猫为 5～10，动物越小，单位体重用药量越大。

此外，可以采用人与动物的体表面积计算法来换算。

1）人体表面积计算方法：计算我国人的体表面积，一般认为下列公式较适用。

$$体表面积（m^2）=0.0061\times 身高（cm）+0.0128\times 体重（kg）-0.1529$$

2）动物的体表面积计算方法：在需要由体重推算体表面积时，一般认为 Meeh-Rubner 公式较适用。

$$A（体表面积，以 m^2 计算）=K\times W（体重，以 g 计算）^{2/3}\div 10\,000$$

公式中的 K 为一常数，随动物种类而不同：小鼠和大鼠为 9.1、豚鼠为 9.8、家兔为 10.1、猫为 9.8、犬为 11.2、猴为 11.8、人为 10.6（上述 K 值各实验室略有出入）。应当指出，这样计算出来的体表面积仅是一种粗略的估计值，不一定完全符合于每个动物的实测值。

（2）人和不同种类动物之间药物剂量的换算：例如，12kg 犬的体表面积为 200g 大鼠的 17.8 倍。如果大鼠的给药剂量为 250mg/kg 体重，200g 大鼠需给药量为 250×0.2=50mg。于是犬的合适试用剂量 =50×17.8÷12=74mg/kg。

按体表面积折算人和动物间的等效剂量比值计算见附表 3。实验动物一次给药剂量参考值见附表 4。

附表 3　人和动物之间按体表面积折算的等效剂量比值表

	小鼠（20g）	大鼠（200g）	豚鼠（400g）	家兔（1.5kg）	猫（2.0kg）	猴（4.0kg）	犬（12kg）	人（70kg）
小鼠	1.0	7.0	12.2	27.8	29.7	64.1	124.2	387.9
大鼠	0.14	1.0	1.74	3.9	4.2	9.2	17.8	56.0
豚鼠	0.08	0.57	1.0	2.25	2.4	5.2	4.2	31.5
家兔	0.04	0.25	0.44	1.0	1.08	2.4	4.5	14.2
猫	0.03	0.23	0.41	0.92	1.0	2.2	4.1	13.0
猴	0.016	0.11	0.19	0.42	0.45	1.0	1.9	6.41
犬	0.008	0.06	0.10	0.22	0.23	0.52	1.0	8.1
人	0.0026	0.018	0.031	0.07	0.078	0.16	0.32	1.0

附表 4 实验动物一次给药剂量参考值

动物	灌胃	皮下注射	皮内注射（mL/ 点）	肌内注射	腹腔注射	静脉注射		脑内注射（mL/ 只）
						快速注射	缓慢注射	
小鼠	0.1～0.5mL/10g	0.1～0.3mL/ 只	＜ 0.05	0.05～0.1mL/ 只	0.2～0.8mL/10g	0.05mL/10g	＜ 0.25mL/10g	＜ 0.03
大鼠	1.0～4.0mL/100g	0.5～1.0mL/ 只	＜ 0.1	0.1～0.2mL/ 只	1.0～2.0mL/100g	0.5mL/100g	＜ 2.0mL/100g	＜ 0.03
地鼠	0.1～0.4mL/10g	0.1～0.4mL/ 只	＜ 0.1	0.1～0.2mL/ 只	0.2～0.3mL/10g	5mL/kg	—	＜ 0.03
豚鼠	1.6～2.0mL/100g	＜ 2.5mL/ 只	＜ 0.1	＜ 0.3mL/ 只	＜ 4.0mL/ 只	＜ 0.5mL/ 只	—	＜ 0.03
家兔	10～15mL/kg	1～2mL/kg	＜ 0.1	0.25～0.5mL/kg	5.0～20mL/kg	＜ 2.5mL/kg	＜ 10mL/kg	0.2～0.3
犬	5～15mL/kg	1～2mL/kg	—	0.25～0.5mL/kg	1.0～20mL/kg	＜ 2.5mL/kg	＜ 5mL/kg	—
小型猪	10～15mL/kg	1～2mL/kg	＜ 0.2	0.25～0.5mL/kg	1～20mL/kg	2.5mL/kg	＜ 5mL/kg	—
猴	5～15mL/kg	1～3mL/ 只	0.05～0.1	0.25～0.5mL/kg	—	＜ 2mL/kg	—	—

【实验动物的采血方法】

小鼠、大鼠、家兔、豚鼠、犬等动物的采血方法有多种，可根据所需血量进行选择。

1. 大鼠、小鼠的采血

（1）大鼠和小鼠的尾静脉采血：按尾静脉给药方法准备、固定动物，用酒精棉球对尾部消毒。从尾尖部向上 2～3cm 处用拇指和食指抓住，与尾静脉成直角用安全剃刀切开或注射针刺入后立即拔出或用剪刀切开。大鼠采血时，可按尾静脉给药那样，用注射针刺入后采血。采血后用局部压迫法止血。

（2）大鼠和小鼠眼眶静脉丛采血：用血量较大时采用本法。对小鼠采用内径 0.5～1mm，长 1cm 玻璃毛细管；大鼠采用内径 1mm，长 1.5～2cm 的玻璃毛细管为宜。采血者左手拇指和食指较紧地捏住鼠的颈部，将头部固定好，其他三指将鼠身固定好，右手拇指和食指捏住玻璃毛细管的一端，而另一端从眼内角的眼睑和眼球之间刺入，刺入时要捻动缓进，出血即松右手，此时血液应不断地由毛细管滴出。采血完毕后，拔出毛细管即可止血。体重 20～25g 的小鼠每次可采血 0.3～0.5mL，体重为 200～300g 的大鼠每次采血 2～5mL。

（3）大鼠和小鼠的断头采血：采血者的左手拇指和食指紧握住鼠的颈部皮肤，并作动物头朝下倾的姿势。右手用剪刀猛剪鼠颈，将 1/2～4/5 的颈部剪断，让血自由滴入容器。小鼠可采血 0.8～1.2mL，大鼠可采血 5～10mL。

2. 豚鼠的采血

（1）眼眶静脉丛采血：豚鼠眼眶静脉丛采血法同大鼠，但要采用内径为 1～1.5mm，长 2～2.5cm 的玻璃毛细管。体重 400～500g 的豚鼠每次可采 8～15mL 血。

（2）心脏采血：一人固定，另一人采血。采血者在给豚鼠胸部消毒后，用手指触到心脏搏动最强的部位定位，从确定好的位置正中经左侧肋间进针，穿刺针稍倾斜刺入 2mm 左右，针头刺入心脏后即有血液涌入注射器后，边穿刺边抽，直至血液抽入注射器。取得所需血量后，迅速将针头拔出，这样心肌上的穿孔较易闭合，一般选用 7～8 号针头，体重 400～500g 的豚鼠部分采血一次可采血 3～5mL，全部采血可采 5～10mL。

3. 家兔的采血

（1）耳缘静脉采血：本方法是最常用的采血方法之一，被用于多次反复采血，因此，保护耳缘静脉，防止发生栓塞特别重要。将家兔放入仅露出头部及两耳的固定盒内中，或由助手扶住固定。选清晰的耳缘静脉，将耳缘静脉部位的毛拔去，用手指轻轻摩擦兔耳，使静脉扩张，用 75% 乙醇溶液局部消毒，风干。用 5 号针头注射器，在耳缘静脉末梢端刺破血管待血液漏出采血；或将针头逆血流方向刺入耳缘静脉采血，采血完毕用棉球压迫止血，一次最多采血 5～10mL。

（2）耳中央动脉采血：将家兔固定（固定方法同耳缘静脉采血），在兔耳的中央有一条较粗、颜色较鲜红的中央动脉，用左手固定兔耳，右手取注射器，在中央动脉的末端，沿着动脉平行地向心方向刺入动脉，即可见动脉血进入注射器，采血完毕注意止血。此法一次采血量可达 15mL。

（3）心脏采血：将家兔固定好后，在心跳最明显处穿刺进针，针头刺入心脏后即有血液涌入注射器，或边进针边抽，直至血液流入注射器，取得所需血量后，迅速将针头拔出，一般选用 8～9 号针头。部分采血一次可采 10～15mL，全部采血一次可采 80～100mL。

（4）颈动脉采血：将家兔麻醉后仰卧位固定在固定板上，以颈正中线为中心广泛剃毛，并用乙醇溶液消毒。从距颈头交界处 5～6cm 的部位用直剪刀剪开皮肤，将颈部肌用无钩镊子推向两侧，暴露气管，即可看到平行于气管的白色迷走神经和白桃色的颈动脉。分离颈动脉时注意不要损伤迷走神经和营养气管的小血管。先结扎动脉的远心端并在近心端放一缝合线，在缝合线处用动脉阻断钳阻断颈动脉。在结扎线和近心端缝线之间用眼科剪刀以“T”形或“V”形部分剪开血管。将有尖斜形的塑料导管经切开处向心脏方向插入 1～2cm，结扎近心端的缝合线。将塑料管的另一端放入采血的容器中，缓慢松开动脉阻断钳血液便会流出。

4. 蛙类的采血

（1）腹壁静脉采血：需要对牛蛙进行固定，然后找到牛蛙的腹壁静脉，使用针管抽取一定量的血液。该方法适用于少量采血。

（2）心脏采血：同样需要固定牛蛙，找到心脏位置，使用针管抽取血液，注意不要损伤心脏。

5. 犬的采血

（1）心脏取血：犬心脏取血方法与家兔相似。将犬麻醉固定于手术台上，暴露胸部，剪去左侧第 3～5 肋间被毛，碘酒、乙醇溶液消毒局部，术者触摸心搏最明显处，避开肋骨进针，一般在胸骨左缘外 1cm 第 4 肋间处可触到，用 6～7 号针头注射器取血，要垂直向背部方向进针。当针头接触到心脏时，即有搏动感觉。针头进入心腔即有血液进入注射器。一次可采血 20mL 左右。

（2）小隐静脉、颈静脉和股动脉取血

1）小隐静脉从后肢外踝后方走向外上侧，头静脉位于前肢脚爪上方背侧正前位。剪去局部被毛，助手握紧腿，使皮下静脉充盈，术者按常规穿刺即可抽出血。

2）颈静脉取血：犬以侧卧位固定于犬台上，剪去颈部被毛，常规消毒。助手拉直颈部，头尽量后仰。术者左手拇指压住颈静脉入胸腔处，使颈静脉曲张。右手持注射器，针头与血管平行，从远心端向近心端刺入血管，颈静脉在皮下易滑动，穿刺时要拉紧皮肤，固定好血管，取血后棉球压迫止血。

（3）股动脉取血：麻醉犬或清醒犬背位固定于犬台上，助手将犬后肢向外拉直，暴露腹股沟，剪去被毛，常规消毒，并用左手食指、中指触摸动脉搏动部位，并固定好血管，右手持注射器，针头与皮肤成 45° 角，由动脉搏动最明显处直接刺入血管，抽取所需血液量，取血后，需较长时间压迫止血。

6. 猪的采血

（1）前腔静脉采血：适用于小猪和大量采血，采血部位在第 1 肋骨与胸骨柄结合处，针头刺入部位在右侧耳根至胸骨柄的连线上，距胸骨端 1～3cm 处，稍微斜向中央并刺向第 1 肋骨间胸骨腔入口处。仔猪和小猪采取仰卧固定法，这时两侧肋骨与胸骨结合处的前方出现两个明显的凹陷处，消毒皮肤后术者持一次性注射器向右侧凹陷处稍偏向胸腔方向刺入，见有回血，即可采血。采血完毕用棉球紧压针孔处稍长时间，以免出血。大猪采用站立固定法。持一次性注射器向右侧凹陷处且垂直凹底部方向进针，见有回血即表示已刺入即可采血，完毕后用棉球紧压针孔处稍长时间，以免出血。

（2）耳静脉采血：一人用猪勒子将猪上颌骨吊起固定，一只手捏压耳根部使耳静脉充盈，用酒精棉球涂擦消毒。术者一只手握住猪耳，使其托平，另一只手持一次性注射器沿静脉管使针头和皮肤成 30° 角刺入，如见回血即可采集血液。

（3）后腿静脉采血：该静脉位于后小腿内侧，是由跖底内、外侧静脉汇合形成，汇合点处于跗关节处。这几条静脉管较粗大且位于皮下，比较显露，静脉血管比较粗，有的肉眼可见，有的手触也可感觉到，比较弯曲。一人用猪勒子将猪上颌骨吊起固定，使其不动，另一人用酒精棉球涂擦消毒该静脉处，在弯曲度小的部位使针头和皮肤成 45° 角刺入，如见回血即可采集血液。采血完毕用棉球紧压针孔处稍长时间，以免出血。

7. 猴的采血

（1）毛细血管采血：需血量少时，可在猴拇指或足跟等处采血。采血方法与人的手指或耳垂处的采血法相同。先消毒采血针和取血部位（耳垂或手指），用采血针刺破皮肤，用消毒干棉球擦去第一滴血，毛细血管采血。注意不要挤压针刺部位。

（2）静脉采血：最适宜部位是后肢皮下静脉及颈外静脉。后肢皮下静脉的取血法与犬相似。用颈外静脉采血时，把猴固定在猴台上，侧卧，头部略低于台面，助手固定猴的头部与肩部。先剪去颈部的毛，用碘酒消毒，即可见位于上颌角与锁骨中点之间的怒张的颈外静脉。用左手拇指按住静脉，右手持连接 6（1/2）号针头的注射器，其他操作与人的静脉取血同。也可在肘窝、腕骨、爪背及足背选静脉采血，但这些静脉更细、易滑动、穿刺难，血流出速度慢。

（3）动脉采血：股动脉可触及。取血量多时常被优先选用，手法与犬股动脉采血相似。此外，肱动脉与桡动脉也可用。

附表 5 列出了几种动物的最大安全采血量和最大致死采血量。

附表 5　几种动物最大安全采血量和最大致死采血量（mL）

动物	常规采血量	最大安全采血量	最大致死采血量
小鼠	0.1	0.1	0.3
大鼠	0.5	1.0	2.0
豚鼠	1.0	5.0	10
家兔	1.0	10	40
狼犬	5.0	100	500
猎犬	3.0	50	200
猴	2.0	15	60
猪	5.0	10	—

【实验动物的标记】

在动物实验研究中，为了动物区别开来，需要在动物个体做上记号来识别，编号的方法很多，需根据动物的种类数量和观察时间长短等因素来选择合适的标记方法。一般来说，小型动物适宜用耳孔法和染色法，中型动物适用挂牌法和烙印法。

1. 染色法　用化学剂在动物身体明显部位如被毛、四肢等处进行涂染或用不同颜色等来区别各组动物，是实验室最常用、最容易掌握的方法。该方法对于实验周期短的实验动物较合适，时间长了染料易退掉。

常用的编号标记溶液：① 3%～5% 苦味酸溶液，涂染成黄色；② 2% 硝酸银溶液，涂染成咖啡色（涂后需光照 10min）；③ 0.5% 中性红或品红溶液，涂染成红色；④煤焦油酒精溶液，涂染成黑色；⑤龙胆紫溶液，涂染成紫色。

标记时用标记笔签蘸取上述溶液，在动物体表不同部位涂上斑点，以示不同号码。根据实验分组编号的需要，可用一种化学药品涂染实验动物背部被毛。如果实验动物数量较多，则可以选择两种染料。

编号原则：先左后右，从前到后。一般把涂在左前脚上的记为 1 号，左侧腹部为 2 号，左后腿为 3 号，头顶部为 4 号，腰背部为 5 号，尾基部为 6 号，右前腿为 7 号，右侧腰部为 8 号，右后腿为 9 号。若动物编号超过 10 或更大数字时，可使用上述两种不同颜色的溶液，即把一种颜色作为个位数，另一种颜色作为十位数。这种交互使用可编到 99 号。例如，把红色的记为十位数，黄色记为个位数，那么右后腿黄斑，头顶红斑，则表示是 49 号鼠，其余类推（附图 16）。

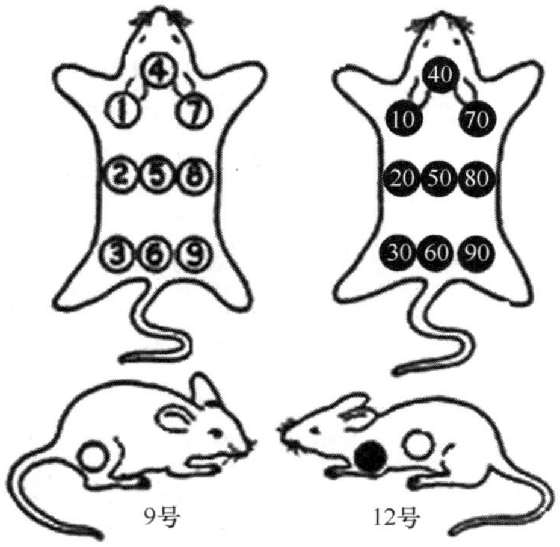

附图 16　鼠号的标记方法

2. 挂牌法　将号码压在金属号码牌上，最好用铝牌，可以反复使用不生锈。将金属牌固定在实验动物耳朵上作为标记。使用时，先将号码牌的尖端避开耳朵中央动脉过耳壳，再由耳朵内侧面将其折曲固定，一般用于家兔、豚鼠标记。猴、猫等动物有时可挂颈部或笼箱上。用于犬的金属号码牌较大，且牌上穿有小孔，可固定在犬链条上作标记。

3. 烙印法　是用刺号钳将号烙压在动物无体毛或明显部位，如耳、面鼻和四肢部位等。另外，有时用烧红的铁烙在动物（多半用于大、中型动物）体表明显的部位，烧烙出号码，然后用以乙醇为溶剂的染料涂布。此类方法应注意烙号部位的污染和预防感染。

4. 耳孔法　是专用于动物编号而直接在动物耳朵上打孔的方法，由打孔的位置和孔的数量来标记。用剪刀将耳缘剪缺口也可代替此方法。打孔应注意防止孔口愈合，可使用滑石粉涂抹在打孔局部。该方法所作标记可终身保持，清晰且容易辨认，不受动物毛色的限制，但操作时会引起动物的疼痛以及造成一定程度的损伤，也可能会影响耳静脉注射之类的实验操作。由于小鼠耳壳大而薄，容易操作，打孔或者剪耳后几乎不出血，且很少在其耳上进行实验操作，故该方法常用于黑色、棕色小鼠以及裸鼠等不能使用剪毛或者染色进行标记的小鼠。猪体表被毛稀疏，不能采用染色和剪毛，也常用此法进行标识。耳孔或耳缺标记的缺点是不易记忆，不够直观。耳孔或耳缺标识规则见附图 17。

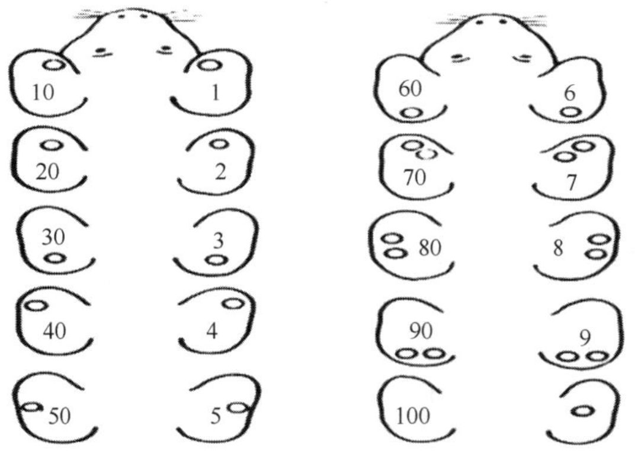

附图 17　耳孔或耳缺标识规则

5. 刺染法　刺染标识是在表皮针刺后涂以颜料，使其渗入皮下形成永久的记号，根据使用工具和操作方法的不同又称为刺号、刺青、打号、刺印、针刺等。刺染适用于各种毛色的动物，并且能够用于幼龄小鼠标记而取代剪趾法。

（1）标记部位：大鼠、小鼠和豚鼠等小动物，可在尾部、耳部或四肢皮肤裸露处进行标记，仅刺出记号即可，家兔和耳朵比较大的犬可在耳部标记，可以使用刺号钳刺出号码再染色，猴可在胸部裸露皮肤处标记。

（2）标记操作：针刺时应避开大血管，预先对皮肤消毒，将表皮刺出血即可，不能刺入太深，刺后将染料涂抹于表皮，待染料渗入后再擦干净皮肤。

6. 剪趾法　剪趾标识是剪去动物特定脚趾第一趾节，使之形成永久缺失而成为个体标志。由于剪趾对动物福利影响较大，故非不得已不推荐使用，且只限于初生或幼龄动物。剪趾法目前多用于转基因小鼠的个体识别，因转基因小鼠在出生后需逐个进行基因型鉴定，但此时被毛尚未长出，耳壳也不够大，不能进行染色标记和耳孔 / 耳缺标记。对小鼠剪趾应在 14 日龄以内进行，在 1 周龄内剪趾无需麻醉，但出生第 2 周实施应进行麻醉。剪趾可以在不同毛色小鼠进行，如剪趾得当，标记可留存终身。剪趾后应注意止血。

7. 电子芯片法 是在动物皮下埋植电子芯片进行永久标识的方法。每个微芯片具有独一无二的编号，工作人员通过专用的便携式微芯片扫描仪读出芯片上的信息进行识别，由于微芯片可以携带大量信息，可以将该动物的有关信息如来源、遗传背景、出生日期等都载入芯片。目前芯片法由于成本较高而尚未普及，仅用于猴等价值高的实验动物。

【实验动物被毛的去除方法】

动物的被毛常常会影响实验的操作和实验结果的观察。因此，在动物实验中通常需去除或剪短动物的被毛。去除被毛的方法有四种：剪毛法、拔毛法、剃毛法和脱毛法。

1. 剪毛法 一般将动物固定后，用弯头手术剪紧贴手术者左手绷紧的动物皮肤，依次将所需实验部位的被毛剪去。可先粗剪，然后再细剪，不可用手提着动物剪被毛，这样易剪破皮肤。剪下的毛集中放在一个容器内，不要遗留在手术台周围，避免注射器等夹毛。

2. 拔毛法 在兔耳缘静脉注射或取血时以及大鼠、小鼠做尾静脉注射时，需用拇指、食指将局部被毛轻轻拔去，需要时在拔毛处涂抹一些液状石蜡或凡士林使血管清晰明显以利于操作。

3. 剃毛法 将所需剃毛部位的被毛先用剪刀粗剪一遍，然后用温肥皂水，将此部位润湿，用剃刀顺被毛方向剃毛。或者使用电动剃毛推，逆被毛方向剃毛。这种方法常用于豚鼠等动物。

4. 脱毛法 脱毛是指用化学脱毛剂将实验动物被毛脱去，适用于无菌手术的准备以及观察动物皮肤血液循环和病理变化。方法：将需脱毛部位的被毛先用弯头剪剪去，尽量剪短，不要剪破皮肤。然后用温水将该部位润湿，再用纱布包扎棉棒蘸脱毛剂，在需要脱毛部位涂一薄层。经2～3min后，用温水洗去该部位脱下的毛，自然晾干备用，不要用纱布去擦，以免损伤皮肤。

常用的脱毛剂配方：①硫化钠 3g、肥皂粉 1g、淀粉 7g，加水适量调成糊状。②硫化钠 8g、淀粉 7g、糖 4g、硼砂 1g，加水 75mL。③硫化钠 8g，溶于 100mL 水中。前三种配方适合于家兔、大鼠和小鼠的脱毛。④硫化钠 10g、生石灰 15g，溶于 100mL 水中，此配方适用于犬的脱毛。

【实验动物的麻醉】

在一些动物实验中，特别是手术等实验，为了减少动物的挣扎和保持安静，便于操作，常对动物采用必要的麻醉。麻醉有全身麻醉和局部麻醉等，局部麻醉在动物实验中很少使用，所以在此叙述的是全身麻醉。由于动物种属间的差异等情况，所采用的麻醉方法和选用的麻醉剂亦有不同。

1. 麻醉前后应注意的问题 在实施全身麻醉时，应注意以下几个问题：

（1）动物禁食 10～12h，不能少于 8h。

（2）麻醉前不能使用泻剂。因为泻剂可导致血液的碱储降低，从而增加血液和组织的酸度，在麻醉和失血的情况下，易发生酸中毒并能降低损伤组织的抗感染能力。

（3）动物做长时间实验时，前 1h 应灌肠排出积粪。

（4）应检查麻醉剂质量、数量是否满足要求，麻醉固定器具是否破损（漏气或堵塞），有关麻醉中毒急救品和器材是否准备齐妥，以应急需。

（5）准确称量动物体重，麻醉剂量受个体差异影响大。

（6）麻醉时要注意静脉注射必须缓慢。

（7）麻醉后的动物必须保温、保持气道的通畅和组织的营养。

2. 麻醉方法 全身麻醉常用的方法主要有吸入麻醉和非吸入麻醉。

（1）吸入麻醉：是将挥发性麻醉剂或气体麻醉剂经呼吸道吸入动物体内，从而产生麻醉效果的方法。吸入麻醉剂常用的有乙醚、氯仿、氟烷、甲氧氟烷等。气体麻醉剂常用氧化亚氮、环丙烷等。

（2）非吸入麻醉：常选用注射方法，如静脉注射、肌内注射、皮下注射、腹腔注射等。非吸入麻醉是一种既简单又能使动物很快进入麻醉期而无明显兴奋期的方法。常用麻醉剂有戊巴比妥、乌拉坦、水合氯醛和硫喷妥钠等。常用麻醉剂与剂量见附表 6。

附表 6　实验动物常用麻醉剂

麻醉剂	适用动物	剂量及用法	麻醉时间（min）	睡眠时间（min）
戊巴比妥	小鼠	40～50mg/kg，ip	5～10	120～180
	大鼠	40～50mg/kg，ip	15～60	10～240
	豚鼠	37mg/kg，ip	60～90	240～300
	家兔	30～45mg/kg，iv	20～30	60～120
	犬	20～30mg/kg，iv	30～40	60～240
异丙酚	小鼠	26mg/kg，iv	5～10	10～15
	大鼠	10mg/kg，iv	5	10
	家兔	10mg/kg，iv	5～10	10～15
	犬	5～7.5mg/kg，iv	5～10	15～30
硫喷妥钠	小鼠	30～40mg/kg，iv	5～10	10～15
	大鼠	30mg/kg，iv	10	15
	家兔	30mg/kg，iv	5～10	10～15
	犬	10～20mg/kg，iv	5～10	20～30
氯胺酮 / 咪唑地西泮	小鼠	（75±1.0）mg/kg，ip	20～30	60～120
	大鼠	（75±5.0）mg/kg，ip	20～30	120
三溴乙醇	小鼠	240mg/kg，ip	15～45	60～120
芬太尼 / 氟阿尼酮 + 地西泮	小鼠	0.4ml/kg，ip+5mg/kg，ip	30～40	120～240
	家兔	0.3ml/kg，im+1～2mg/kg，ip，im，或 iv	20～40	60～120
水合氯醛	大鼠	400mg/kg，ip	60～120	120～180
乌拉坦	大鼠	1000mg/kg，ip	360～480	持续睡眠
	豚鼠	1500mg/kg，ip	300～480	持续睡眠
	家兔	1000～2000mg/kg，iv	360～480	持续睡眠
	犬	1000mg/kg，iv	360～480	持续睡眠
甲己炔巴比妥	豚鼠	31mg/kg，ip	—	20
	家兔	10～15mg/kg，iv	4～5	5～10
	犬	4～8mg/kg，iv	4～5	10～20
α- 氯醛糖	犬	80mg/kg，iv	360～600	持续睡眠
乙醚	各种动物	吸入	随吸入时间来定	随吸入时间来定
氯仿	各种动物	吸入	随吸入时间来定	随吸入时间来定

ip：腹腔注射；iv：静脉注射；im：肌内注射。

【实验动物各种体液、骨髓的采集方法】

1. 唾液的采集

（1）直接抽取法：在急性实验中，可用吸管直接插入动物口腔或唾液腺导管抽吸唾液，此法非常简单，但从口腔抽吸唾液会有杂质混入。

（2）制造腮腺瘘法：在慢性实验中，例如，收集犬的唾液，要用外科手术方法将腮腺导管开口移向体外，即以腮腺导管为中心，切成一直径 2～3cm 的圆形黏膜片，将此黏膜片与周围组织分开，穿过皮肤切口引到颊外，将带有导管开口的黏膜片与周围的皮肤缝合，腮腺分泌的唾液就流出颊外。

2. 胃液的采集

（1）直接收集胃液法：急性实验时，先将动物麻醉，将插胃管经口插入胃内，在灌胃管的出口连一注射器，用此注射器可收集到胃液，此法适用于犬。大鼠则需手术剖腹，从幽门端向胃内插入一塑料管，再由口腔经食管将一塑料管插入前胃，用 pH 7.5、35℃左右的生理盐水，以 12mL/h 的流速灌胃，收集流出液，进行分析。

（2）制备胃瘘法：在慢性实验中，收集胃液多用胃瘘法，如全胃瘘法、巴氏小胃瘘法、海氏小胃瘘法等。制备小胃是将动物的胃分离出一小部分，缝合起来形成小胃，主胃与小胃互不相通，主胃进行正常消化，从小胃可收集到纯净的胃液。应用该法，可以待动物恢复健康后，在动物清醒状态下反复采集胃液。

3. 胰液和胆汁的采集 在动物实验中，主要是通过对胰总管和胆总管的插管而获得胰液或胆汁。犬的胰总管开口于十二指肠降部，在紧靠肠壁处切开胰管，结扎固定并与导管相连，即可见无色的胰液流入导管。大鼠的胰管与胆管汇集于一个总管，在其入肠处插管固定，并在近肝门处结扎和另行插管，可分别收集到胰液和胆汁。有时也可通过制备胰瘘和胆囊瘘来获得胰液和胆汁。

4. 脑脊液的采集

（1）犬、家兔脑脊液的采集通常采取脊髓穿刺法：穿刺部位在两髂连线中点稍下方第 7 腰椎间隙。动物轻度麻醉后，侧卧位固定，使头部及尾部向腰部尽量弯曲，剪去第 7 腰椎周围的被毛。消毒后操作者在动物背部用左手拇指、食指固定穿刺部位的皮肤，右手持腰穿刺针垂直刺入，当有落空感及动物的后肢跳动时，表明针已达椎管内（蛛网膜下腔），抽去针芯，即见脑脊液流出。如果无脑脊液流出，可能是没有刺破蛛网膜。轻轻调节进针方向及角度，如果脑脊液流得太快，插入针芯稍加阻塞，以免导致颅内压突然下降而形成脑疝。

（2）小鼠、大鼠脑脊液的采集可采用枕大孔直接穿刺法：将大鼠麻醉后，头部固定于定向仪上。头颈部剪毛、消毒，用手术刀沿纵轴切一纵行切口（约 2cm）用剪刀钝性分离颈部背侧肌肉。为避免出血，最深层附着在骨上的肌肉用手术刀背刮开，暴露出枕骨大孔。由枕骨大孔进针直接抽取脑脊液。抽取完毕缝好外层肌肉、皮肤。刀口处可撒些磺胺药粉，防止感染。采完脑脊液后，应注入等量的消毒生理盐水，以保持原来脑脊髓腔的压力。

5. 尿液的采集 常用的采集方法较多，一般在实验前需给动物灌服一定量的水。

（1）代谢笼法：此法较常用，适用于大鼠、小鼠。将动物放在特制的笼内。动物排便时，可以通过笼子底部的大小便分离漏斗将尿液与粪便分开，达到采集尿液的目的。由于大鼠、小鼠尿量少，操作中的损失和蒸发，每只鼠膀胱排空不一致等原因，都会出现较大的误差，因此一般需收集 5h 以上的尿液，最后取平均值。

（2）导尿法：常用于雄性兔、犬等。动物轻度麻醉后，固定于手术台上。由尿道插入导尿管（顶端应用液状石蜡涂抹），可以采到没有受到污染的尿液。

（3）压迫膀胱法：在实验研究中，有时为了某种实验目的，要求间隔一定的时间，收集一次尿液，以观察药物的排泄情况。动物轻度麻醉后，实验人员用手在动物下腹部加压，手要轻柔而有力。当加的压力足以使动物膀胱括约肌松弛时，尿液会自动由尿道排出。此法适用于兔、犬等。

（4）输尿管插管法：动物麻醉后，固定于手术台上。剪毛、消毒，于耻骨联合上缘之上在正中线做皮肤切口（长 3～4cm），沿腹中线切开腹壁及腹膜，找到膀胱翻出腹外。辨认清楚输尿管进入膀胱背侧的部位（膀胱三角）后，细心地分离出两侧输尿管，分别在靠近膀胱处穿线结扎。在离此结扎点约 2cm 处的输尿管近肾段下方穿一根丝线。用眼科剪在管壁上剪一斜向肾侧的小切口，分别插入充满生理盐水的细塑料管（插入端剪成斜面），用留置的线结扎固定。可见到尿滴从插管中流出（开始几滴是生理盐水），塑料管的另一端与带刻度的容器相连或接在记滴器上，以便记录尿量。在使用过程中应经常活动一下输尿管插管，以防阻塞。在切口和膀胱处应盖上温湿的生理盐水纱布。

（5）膀胱插管法：腹部手术同输尿管插管。将膀胱翻出腹外后，用丝线结扎膀胱颈部，阻断它同尿道的通路。然后在膀胱顶部避开血管剪一小口，插入膀胱漏斗，用丝线做荷包缝合固定。漏斗最好正对着输尿管的入口处。注意不要紧贴膀胱后壁而堵塞输尿管。下端接橡皮管插入带刻度的容器内以收集尿液。

（6）穿刺膀胱法：动物麻醉后固定于手术台上，在耻骨联合之上腹正中线剪毛，消毒后进行穿刺，入皮后针头应稍改变一下角度，以避免穿刺后漏尿。

（7）剖腹采尿法：同穿刺法做术前准备，皮肤准备范围应大一点。剖腹暴露膀胱，操作者的左手用无齿小平镊夹住一小部分膀胱，右手持针在小镊夹住的膀胱部位直视穿刺抽取尿液。可避免针头贴在膀胱壁上而抽不出尿液。

（8）反射排尿法：适用于小鼠，因小鼠被人抓住尾巴提起时排便反射比较明显，故需采取少量尿液时，可提起小鼠，将排出的尿液接到带刻度的容器内。

6. 胸水的采集　收集胸水常采用穿刺法。如果实验不要求动物继续存活，也可处死动物剖胸取胸水。穿刺部位在动物脊侧腋后线胸壁第 11～12 肋间隙穿刺较安全。此部位是肺最下界之外侧，既可避免损伤肺组织造成气胸，又易采集在肋膈窦的胸水。此外，也可在腹侧胸壁近胸骨左侧缘第 4～5 肋间隙穿刺。首先，将动物穿刺部位剪毛、消毒，操作者左手拇、食指绷紧肋间穿刺部位的皮肤，用带夹的橡皮管套上 12～14 号针头，沿肋骨前缘小心地垂直刺入。当有阻力消失或落空感时，表示已穿入胸腔。再接上针管，除去夹子，缓缓抽取胸水。如果有条件在穿刺针头与注射器之间连一个三通管，但应注意正确运用三通管。穿刺结束迅速拔出针头，轻揉穿刺部位，促进针孔闭合并注意消毒。操作中严防空气进入胸腔，始终保持胸腔负压。穿刺应用手控制针头的深度，以防穿刺过深刺伤肺脏。

7. 腹水的采集

（1）抽取犬的腹水时，首先让犬按自然站立位固定，穿刺部位在耻骨前缘与脐之间，腹中线两侧。剪毛消毒，局部浸润麻醉。操作者左手拇、食指紧绷穿刺部位的皮肤，右手控制穿刺深度做垂直穿刺。注意不可刺得太深，以免刺伤内脏。穿刺针进入腹腔后，腹水多时可见因腹压高而自动流出。腹水太少可轻轻回抽，并同时稍稍转动一下针头，一旦有腹水流出，立即固定好针头及注射器的位置连续抽取。

（2）抽取大鼠、小鼠的腹水方法较简单，用左手拇指及食指捏住动物颈部皮肤，无名指、小手指及手掌夹住其尾巴固定好动物，使其腹部略朝上，在腹股沟和腹中线之间，消毒皮肤，用 8 号针头刺入腹腔，如腹压高腹水自然流出，如腹水太少，可借助注射器抽取。

抽腹水时注意不可速度太快，腹水多时不要一次大量抽出，以免因腹压突然下降导致动物出现循环功能障碍等问题。

8. 骨髓的采集

（1）小鼠、大鼠的骨髓采集：用颈椎脱臼法处死动物，剥离出胸骨或股骨，用注射器吸取少量的 Hank’s 平衡盐溶液，冲洗出胸骨或股骨中全部骨髓液。如果是取少量的骨髓做检查，可将胸骨或股骨剪断，将其断面的骨髓挤在有稀释液的玻片上，混匀后涂片晾干即可染色检查。

（2）犬的骨髓采集：采取活体穿刺方法。先将动物麻醉、固定、局部除毛、消毒皮肤，然后估计好皮肤到骨髓的距离，把骨髓穿刺针的长度固定好。操作人员用左手把穿刺点周围的皮肤绷紧，右手将穿刺针在穿刺点垂直刺入，穿入固定后，轻轻左右旋转将穿刺针钻入，当穿刺针进入骨髓腔时常有落空感。犬骨髓的采集，一般采用髂骨穿刺。犬常用的骨髓穿刺点：胸骨穿刺部位是胸骨体与胸骨柄连接处；肋骨穿刺部位是第 5～7 肋骨各点的中点；胫骨穿刺部位是股骨内侧、靠下端的凹面处。如果穿刺采用的是肋骨，穿刺结束后要用胶布封贴穿刺孔，防止发生气胸。

【实验动物的处死方法】

1. 物理方法致死

（1）颈椎脱臼法：该法是啮齿动物无痛苦处死最常用的方法。操作人员一只手的拇指与食指用力向下按住头部，另一只手抓住鼠尾用力向后拉，使脊髓与脑髓断离，致动物无痛苦死亡。

（2）急性失血法：大鼠和小鼠通常是剪断其股动脉，放血致死。也可以采用摘眼球法，在鼠右侧或左侧眼球根部将眼球摘去，使其大量失血致死。如果是犬、猫或家兔等应先使动物麻醉、暴露股三角区或腹腔，再切断股动脉或腹主动脉，迅速放血。用粗针头一次采取大量心脏血液，可使动物死亡，豚鼠与猴等可采用此法。动物在 3～5min 内即可死亡。

（3）空气栓塞法：主要用于大动物的处死，用注射器向动物静脉内急速注入一定量的空气，随心脏的跳动，空气与血液相混呈泡沫状，随着血液循环到全身，阻塞血管。动物因发生严重的血液循环障碍而很快死亡。一般兔、猫注入空气 10～20mL，犬需注入空气 70～150mL。

（4）断髓法：该法适用于小鼠、大鼠等小动物。用于家兔时可敲击延髓致死，用木锤用力锤动物的后脑部，破坏延髓，动物痉挛后死亡，简单迅速。用于蟾蜍、蛙类可直接捣毁脊髓，将金属探针插入枕骨大孔，破坏脑脊髓使动物死亡，操作过程中要防止毒腺分泌物射入实验者眼内。

2. 化学药物致死 常用安乐死药物有吸入式麻醉剂（包括二氧化碳、一氧化碳、乙醚、三氯甲烷）、氯化钾、巴比妥类麻醉剂、双对氯苯基三氯乙烷（DDT）等。常见使用方法包括药物吸入和药物注射。

（1）药物吸入：该法适用于啮齿动物，如小鼠、大鼠、豚鼠等，操作简单，是实验中安乐死的常用方法。因二氧化碳无毒，制备方便，效果确切，是最常用的致死药物。二氧化碳吸入法是指把装动物的笼盒放入透明塑料袋（或专用容器），将输送二氧化碳用的胶管末端放入塑料袋内，将塑料袋包紧、封好。然后慢慢放入二氧化碳，当塑料袋内充满气体后，动物很快就会倒下，继续充气 15s 左右，将胶管拔出，封好袋口，放置一段时间后确认动物是否死亡。

（2）药物注射：该法通过将药物注射到动物体内，使动物致死。该法适用于体型稍大的动物，如家兔、猫、犬等。氯化钾适用于家兔和犬，可采用静脉注射的方式；巴比妥类麻醉剂适用于兔、豚鼠，用药量为深麻醉剂量的 25 倍左右。DDT 适用于豚鼠、家兔、犬，其中豚鼠致死量为 3.0～4.4mg/kg，家兔为 0.5～1.0mg/kg，犬为 0.3～0.42mg/kg。

（宋国华）

彩　　图

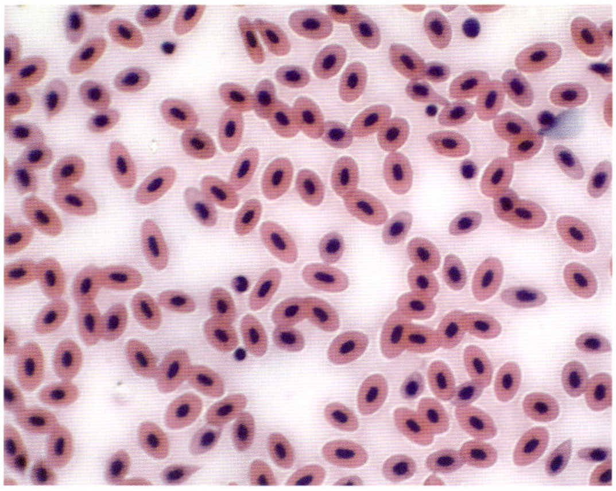

彩图 1　蛙血细胞（400×）

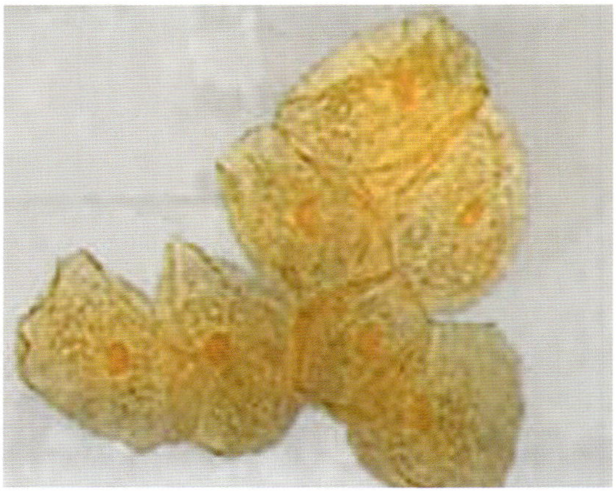

彩图 2　人口腔黏膜上皮细胞（400×）

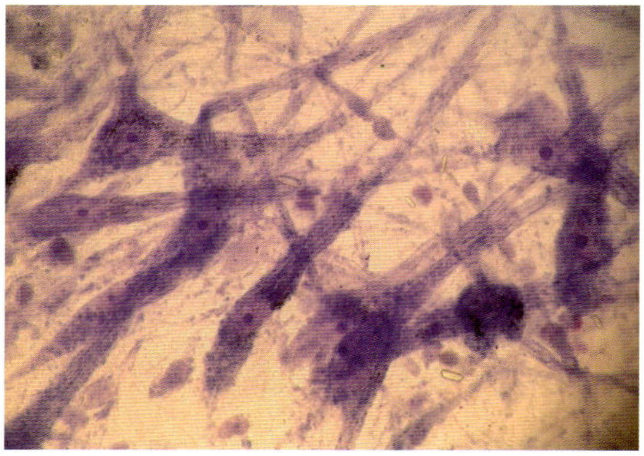

彩图 3　蟾蜍脊髓前角运动神经元（100×）

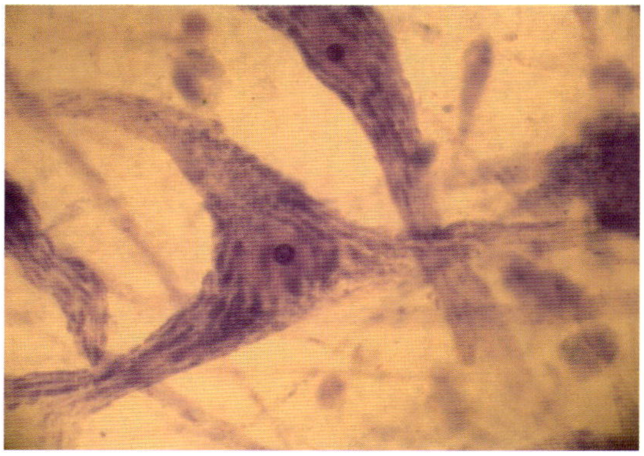

彩图 4　蟾蜍脊髓前角运动神经元（400×）

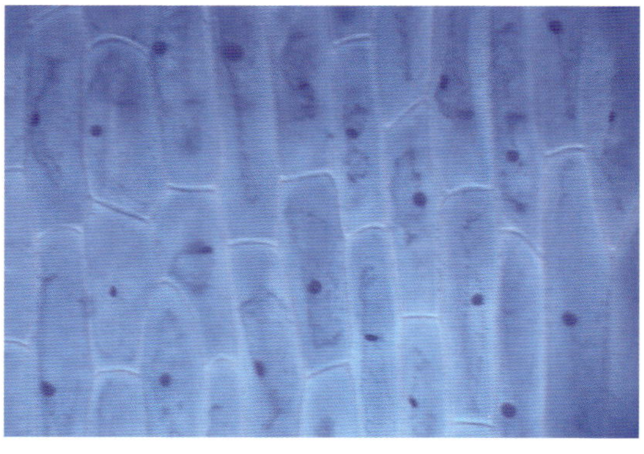

彩图 5　洋葱内表皮细胞（示细胞骨架，400×）

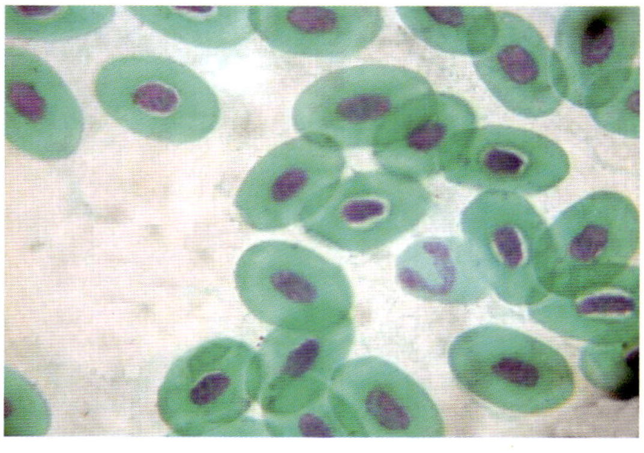

彩图 6　蟾蜍血涂片（福尔根反应，400×）

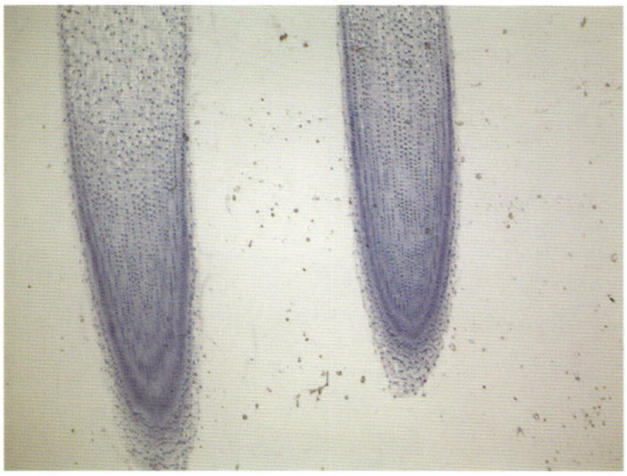

彩图 7　洋葱根尖的纵切面（100×）

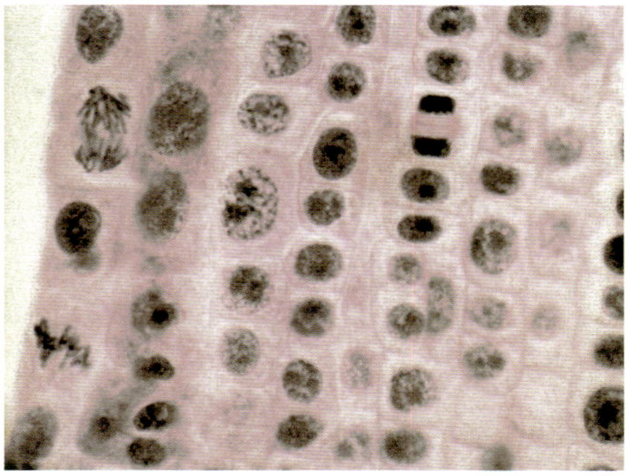

彩图 8　洋葱根尖生长区细胞（400×）

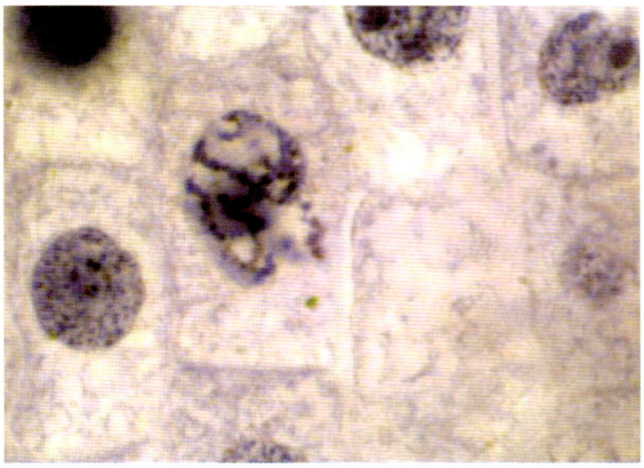

彩图 9　洋葱根尖细胞有丝分裂前期（1000×）

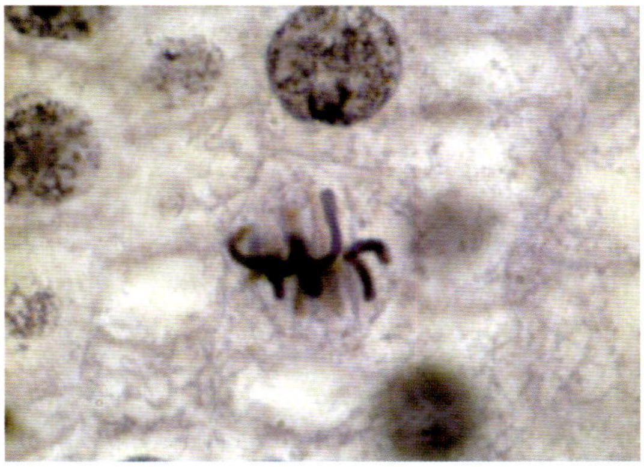

彩图 10　洋葱根尖细胞有丝分裂中期（1000×）

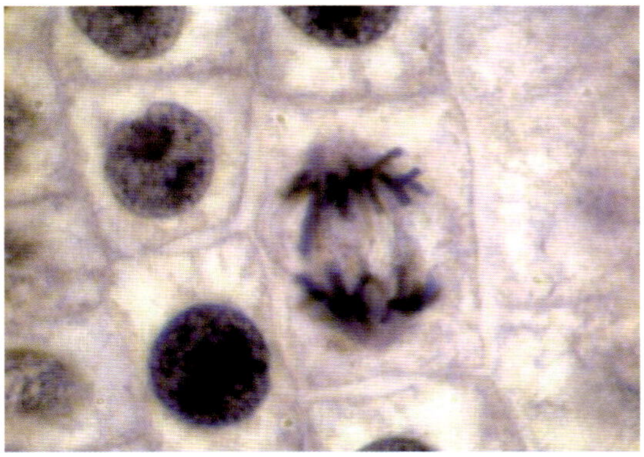

彩图 11　洋葱根尖细胞有丝分裂后期（1000×）

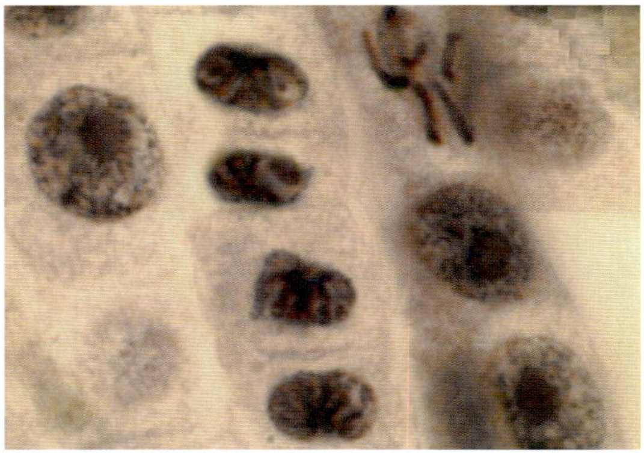

彩图 12　洋葱根尖细胞有丝分裂末期（1000×）

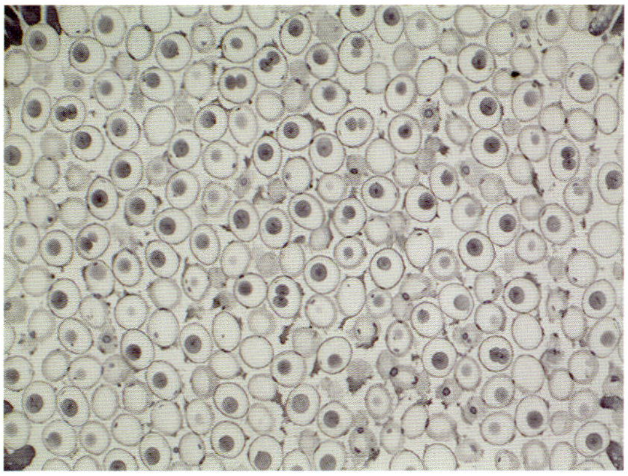

彩图 13　马蛔虫受精卵有丝分裂（100×）

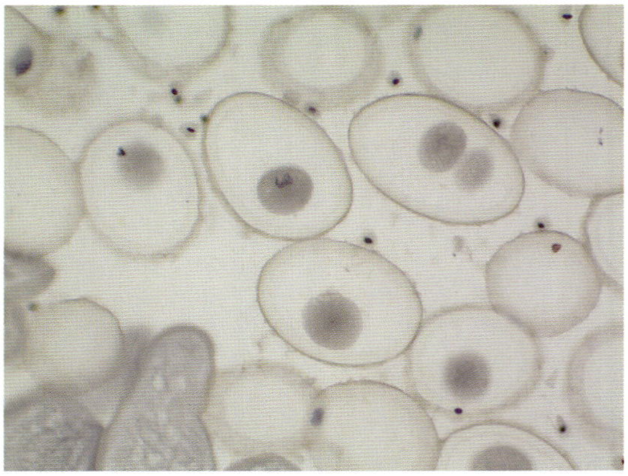

彩图 14　马蛔虫受精卵有丝分裂前期（400×）

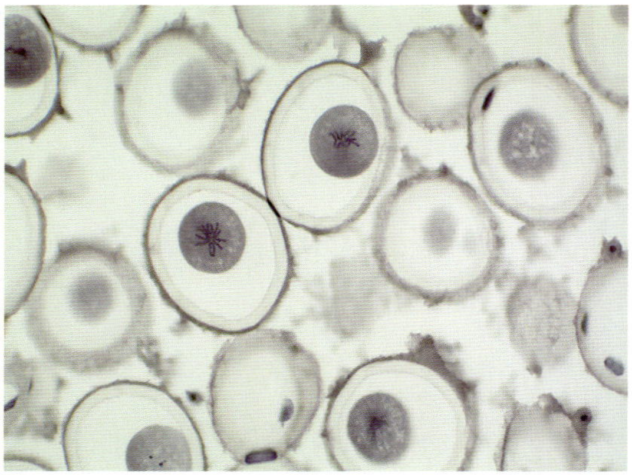

彩图 15　马蛔虫受精卵有丝分裂中期极面观（400×）

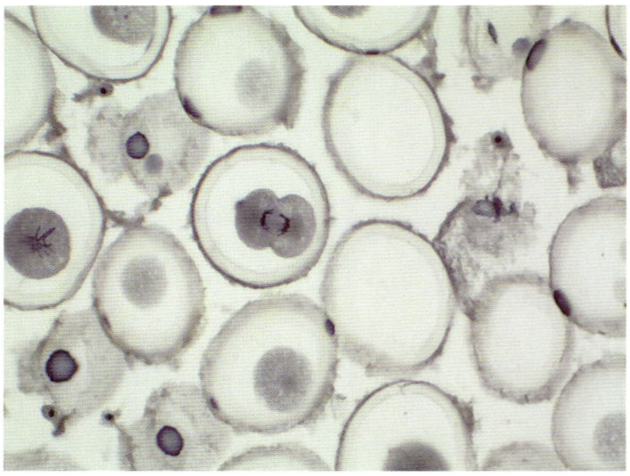

彩图 16　马蛔虫受精卵细胞有丝分裂后期（400×）

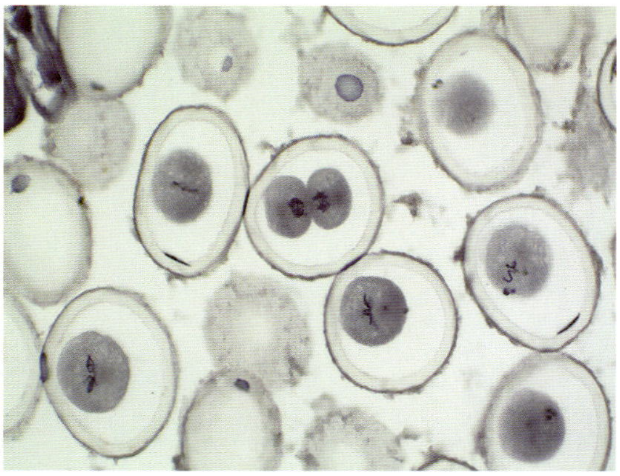

彩图 17　马蛔虫受精卵细胞有丝分裂末期（400×）

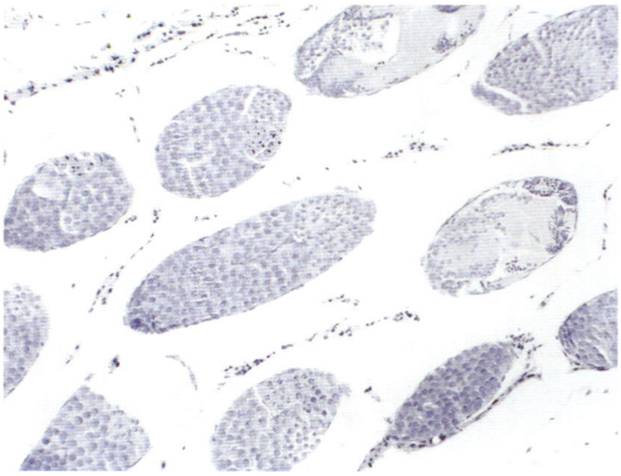

彩图 18　蝗虫精巢生精小管（40×）

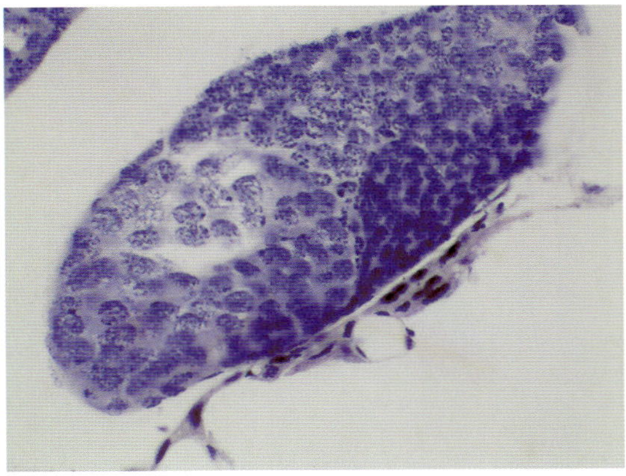

彩图 19　蝗虫精巢生殖细胞减数分裂 I 细线期

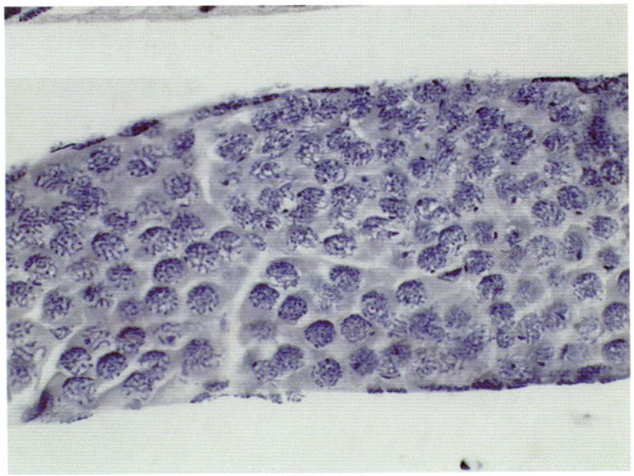

彩图 20　蝗虫精巢生殖细胞减数分裂 I 偶线期

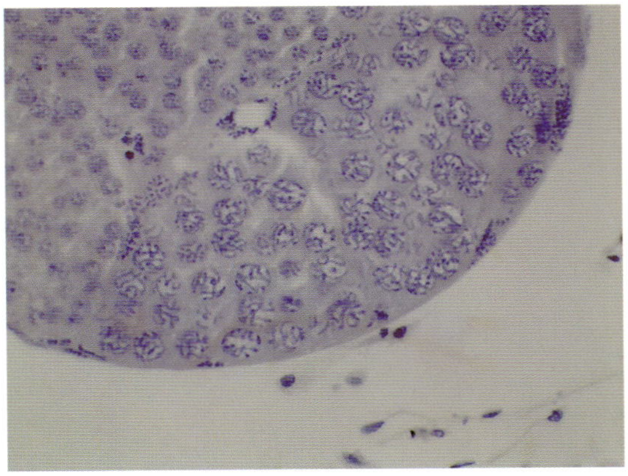

彩图 21　蝗虫精巢生殖细胞减数分裂 I 粗线期

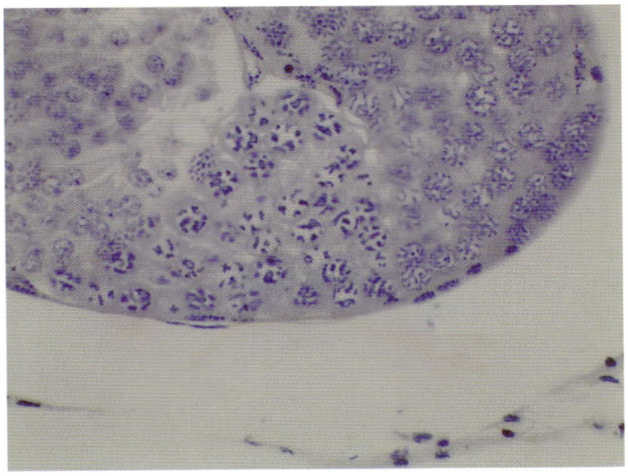

彩图 22　蝗虫精巢生殖细胞减数分裂 I 双线期、终变期

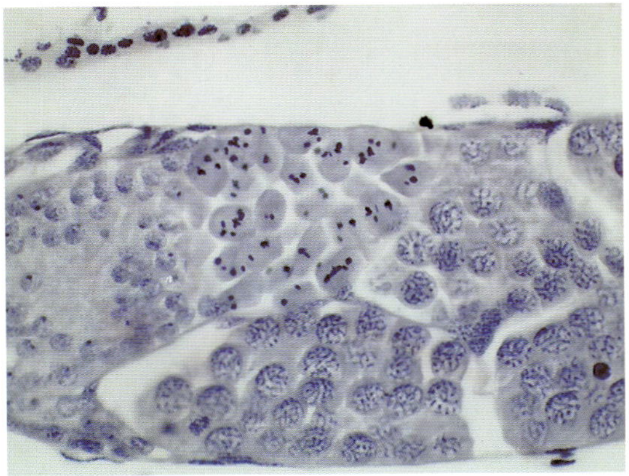

彩图 23　蝗虫精巢生殖细胞减数分裂中期 I

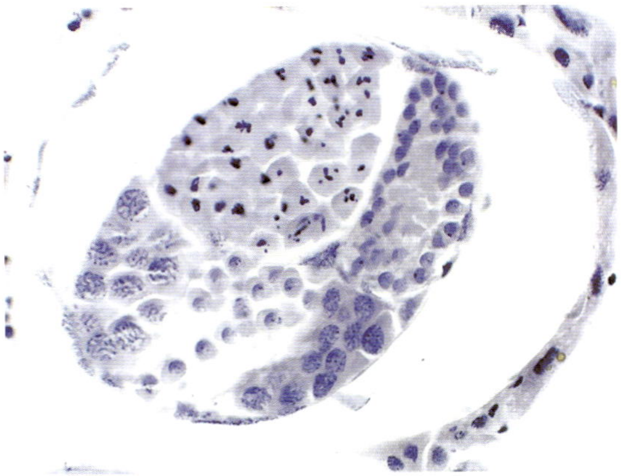

彩图 24　蝗虫精巢生殖细胞减数分裂后期 I

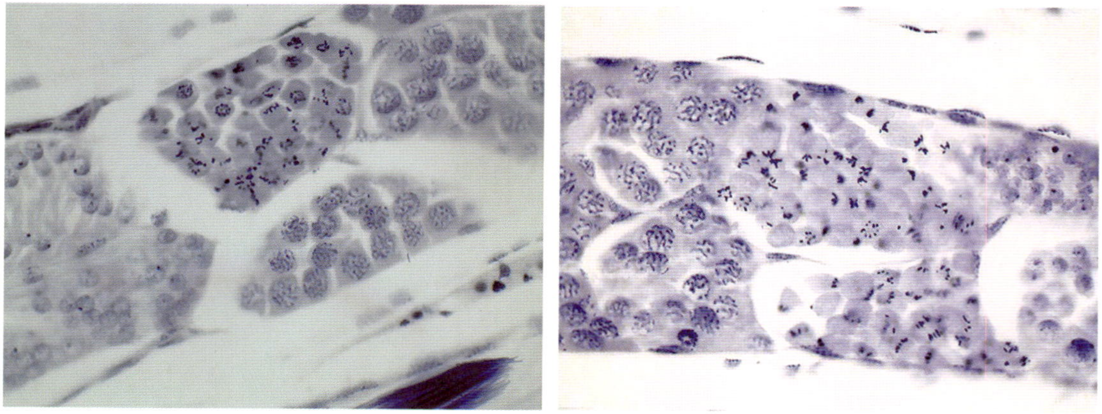

彩图 25　蝗虫精巢生殖细胞减数分裂中期Ⅱ

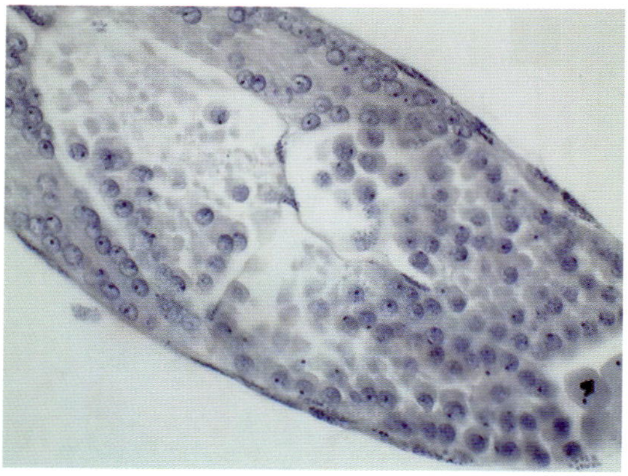

彩图 26　蝗虫精巢生殖细胞——精细胞

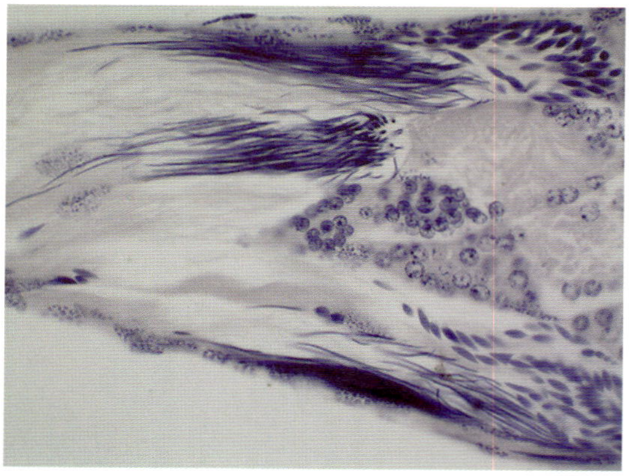

彩图 27　蝗虫精巢细胞变形期及成熟精子

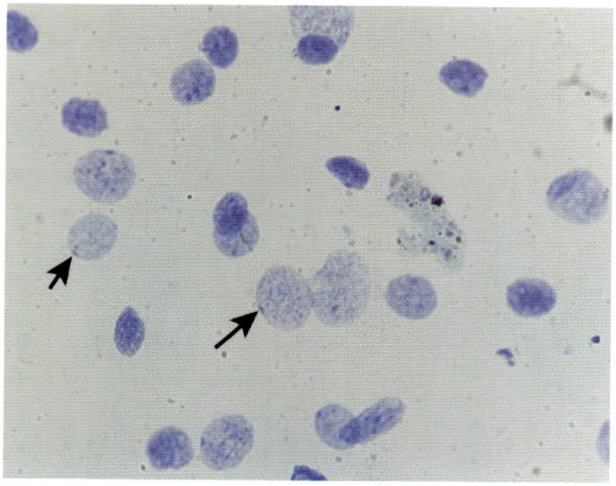

彩图 28　人口腔黏膜上皮细胞核
（示 X 染色质，1000×）

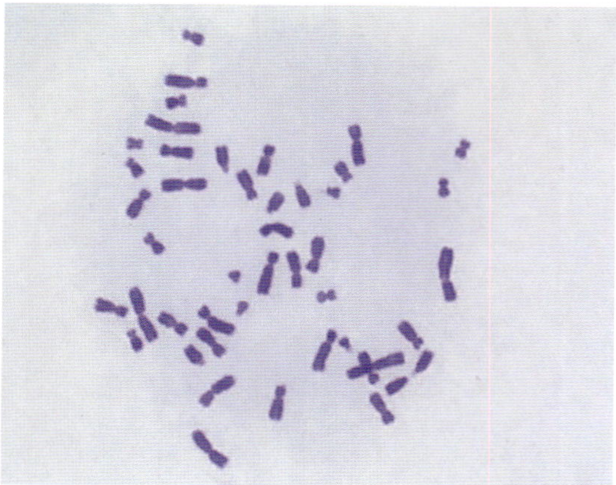

彩图 29　正常人外周血淋巴细胞染色体（女）

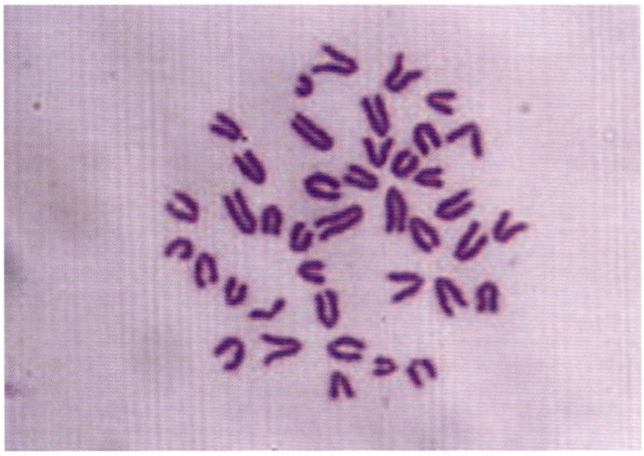

彩图 30　小鼠骨髓细胞中期染色体（1000×）

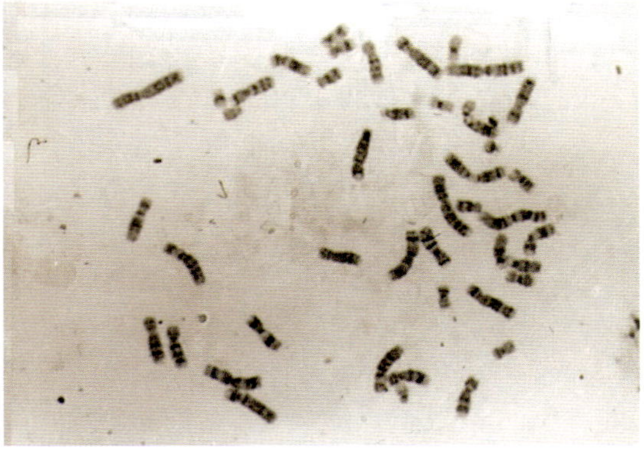

彩图 31　正常人外周血淋巴细胞 G 显带染色体（男）

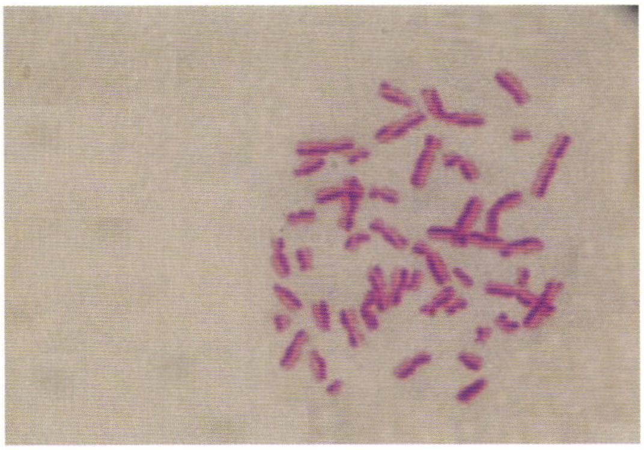

彩图 32　人外周血淋巴细胞中期染色体（示 SCE）

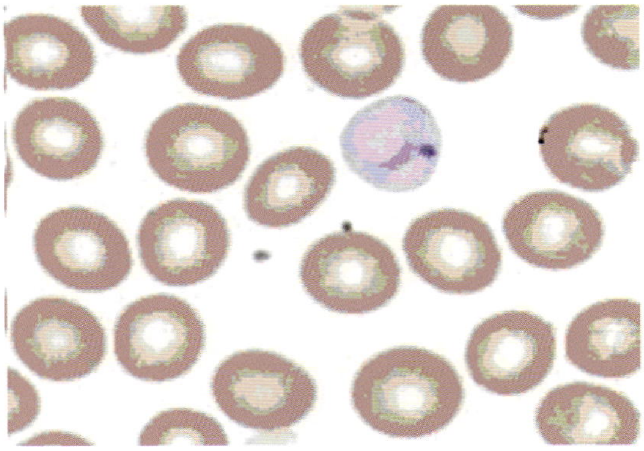

彩图 33　骨髓嗜多染红细胞及正染红细胞

（李　莉）